오늘부터 실천할 수 있는
가장 쉽고 과학적인 뇌 건강 지침을 담아
_____ 님께 드립니다.

이승훈 드림

뇌가 멈추기 전에

뇌가 멈추기 전에

서울대학교병원
뇌신경학자의
뇌졸중을 피하고
건강하게
오래 사는 법

이승훈 지음

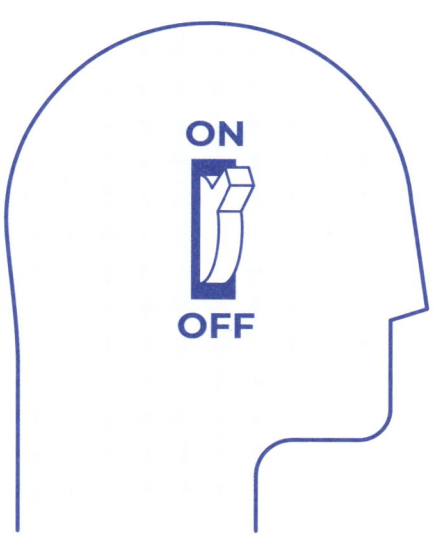

21세기북스

들어가며

우리는 뇌졸중을
완전히 잘못 알고 있다

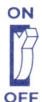

 의사인 내가 제일 무서워하는 질병은 뇌졸중이 아니고 바로 암이다. 암은 우리가 인간이라는 물리적 형태를 가지고 있는 한, 완전히 피하는 게 불가능한 질병이기 때문이다. 그런데 필자가 2020년 여름 〈유 퀴즈 온 더 블럭〉이라는 프로그램에 출연한 당시 회차의 주제는 '평생 만나고 싶지 않은 사람'이었다. 나 말고도 암이나 치매를 치료하는 의사가 나올 줄 알았는데, 웬걸? 의사는 나 하나뿐이었다. 우리나라 사람이 제일 무서워하는 질환이 뇌졸중이란다. '아닌데? 뇌졸중은 정말 예방하기 쉬운 질환인데.' 나 혼자 이렇게 생각해봤자 일반인들은 뇌졸중을 가장 무서워한다고 하니, 아무래도 나 같은 의사들이 뇌졸중에 대해 정말 쉽게 잘 알려야겠다는 생각이 들었다.

방송 출연이 일깨운 사회적 역할

오랫동안 연구와 학문에만 전력을 기울이다 보니, 일반인을 대상으로 한 강의나 도서 집필은 거의 신경 써본 적이 없다. 방송 출연을 계기로 몇몇 책을 집필하면서 그간 시중에 나온 뇌졸중 관련 서적들을 볼 기회가 있었다. 정말 빼어난 뇌졸중 학술 교과서들은 많은데, 일반인 안내서들의 품질은 실망스러운 경우가 많았다. 뇌졸중 학계에서 만난 적도 없어서 뇌졸중 전문가라고 할 수 없는 저자도 많았고, 내용이 틀리거나 잘못된 지침을 주는 등 읽기 민망한 수준도 부지기수였다. 학계의 전문가들이 쓴 책들은 일반인이 읽기에는 지나치게 학술적이었다.

'한국의 뇌졸중 연구 수준은 정말 뛰어난데, 이를 일반인들에게 제대로 전달하지 못하면 무슨 소용일까?'

'진료실에서 환자들을 잘 진료하는 것만으로 내 책임을 다한 걸까?'

나만을 위해 성실하게 살아온 인생에서 사회적 역할에 대한 고민이 시작되었다. 이런 자각이 지금 이 책을 쓰게 된 계기다.

뇌졸중, 알면 무섭지 않다

요즘 '뇌졸중'이란 병을 모르는 국민은 거의 없는 듯하다. 아직도 뇌졸'증'이라고 오해하는 분들이 있지만, 방송이며 유튜브 등지에서 워낙 많이 다룬 주제다 보니 이젠 비교적 친숙한 용어가 되었다. 하지만 단어만 익숙하다는 것이지 이 질환의 개념까지 정확하게 알고 있는 것은 아닌 것 같다. 부모님이나 친척 등 뇌졸중에 걸린 주변인에 대한 기억 때문인지 이 병에 대한 극도의 공포감만 증폭된 느낌이다. 우리나라 사람이 가장 기피하는 질환을 꼽은 설문조사 결과를 보면 암, 치매, 뇌졸중, 이렇게 세 개 질환이 늘 상위권이다. 뇌졸중이 도대체 무엇이기에 다들 이렇게 무서워하는 걸까?

뇌졸중은 뇌혈관이 갑자기 막히거나 터지면서 발생한 뇌 조직의 파괴로 신체 기능의 일부 혹은 전부가 손상되는 질환을 말한다. 뇌 조직이 파괴되므로, 뇌졸중이 생기면 그 뇌 조직이 원래 하던 기능이 소실되는 증상이 발생한다. 갑작스러운 의식 소실, 한쪽 팔다리의 마비나 약화, 언어장애, 시야 장애 등 그 증상은 매우 다양하다. 이렇게 다양한 이유는 뇌가 우리 몸의 모든 기능을 책임지거나 관할하기 때문에 어찌 보면 당연한 것이기도 하다.

뇌졸중은 아주 오래전부터 지금까지 전 세계적으로 다수의 사망자와 장애를 발생시켜 가정적, 사회적으로 엄청난 비용을 발생시켜온 대표적 질병이다. 일반인 입장에서는 집안의 어른이 갑자기 쓰러지는 상황을 드물지 않게 목격해왔으니 이 질환을 몹시도 두려워할 만하다. 하지만 뇌졸중 전문가 입장에서 볼 때 이 질환처럼 쉽게 예방할 수 있는 질환도 드물다고 나는 단언할 수 있다. 평소에 아주 조금의 노력을 기울이면 장년기, 노년기의 뇌졸중은 거의 100% 예방 가능하다는 말이다. 인류가 오랫동안 고생해온 질환을 내가 어떻게 그렇게 쉽게 말하느냐고? 그걸 쉽게 알려주는 게 이 책의 목적이다. 물론 이렇게 쉽게 예방 가능하도록 하려면 뇌졸중을 제대로 아는 것이 먼저다.

일상 속 약간의 수고가 뇌졸중을 막는다

뇌졸중은 멀쩡했던 뇌에서 어느 날 갑자기 생기는 질환은 아니다. 혈관에 문제를 일으키는 위험 요인이 수년에서 수십 년 동안 뇌혈관에 물리적, 화학적 스트레스를 주면서 동맥경화증 등 중간 단계의 혈관 변성을 만드는 과정을 거친다. 물론 동맥경화증이 없어도 뇌졸중은 일어날 수 있으나 본 책자가 일반인을 위한 것이다 보니 약간 단정적인 표현이 들어가는 것을 이해하기 바란다. 동맥경화증은 뇌졸중의 약 60~70%를 차지하는 가장 중요한 중간 단계이고, 심방세동과 동맥류가 그다음으로 중요한 중간 단계다. 오랫동안 작용하면서 혈관 변성을 일으키는 위험 요인은 고혈압, 당뇨병, 고지혈증, 흡연, 비만, 운동 부족 등 주로 생활 습관과 관련된 요인이다.

그렇다면 우리는 여기에서 중요한 한 가지 '사실'을 발견할 수 있다. 뇌졸중이란 병에 이를 때까지 몇 가지 중요한 사건들이 존재한다는 것. 첫째는 위험 요인이고, 둘째는 동맥경화증(혹은 심방세동과 동맥류도 포함), 셋째는 뇌졸중 발생이다. 이걸 기준으로 모든 사람들을 단계별로 한번 나눠보도록 하자. 위험 요인을 가진 사람을 1단계라고 규정한다면, 위험 요인도 없는 아주 건강한 사람을 0단계로 볼 수 있다. 순차적으로 뇌졸중의 직접적 원인이 되는 동맥경화증 등의 병변을 가진 사람을 2단계라고 한다면, 뇌졸중이 발생한 사람들은 3단계로 정의할 수 있을 것이다. 이때 내 이론의 핵심은 평소의 노력으로 어떻게든 다음 단계로 넘어가지 않게 예방에 주력하자는 것이다. 이 책의 마지막 부분에서는 각 단계에 속하는 사람이 해야 할 '일상 속 약간의 수고'에 대해 자세히 설명할 것이다. 물론 뇌졸중이 발생한 3단계 환자들에게도 재발을 막아 건강 생활을 유지하기 위한 방법을 잘 알려줄 참이다.

뇌졸중은 예방에 최적화된 질환이다

사실 질병에 대한 단계적 접근이 뇌졸중에만 국한되는 건 아니다. 환자 입장에서는 해당 질환이 어느 날 갑자기 생긴 것처럼 느끼겠지만, 사실 환자가 인지하지 못한 위험 요인이 오랫동안 작용하면서 나타난 결과인 경우가 대부분이다. 암도 그렇고 치매와 같은 퇴행성 질환도 그렇다. 하지만 암이나 퇴행성 질환은 위험 요인을 통제하는 게 몹시 힘들다. 위험 요인이라는 게 사람마다 다르고, 정확히 어떤 요인인지 정체를 알기 힘든 경우가 많기 때문이다. 게다가 동맥경화증 같은 명확한 중간 단계도 존재하지 않는다. 반대로 뇌졸중 같은 혈관질환은 위험 요인과 중간 단계가 아주 명확한 데다 모두에게 공통적으로 작용하고 진단도 쉽다. 예방에 최적화된 질환이란 말이다. 이걸 알면서 노력하지 않고 심지어 진단조차 하지 않는 건 자기 몸에 대한 직무 유기다. 두려움이 지나쳐 회피하는 전형적인 비겁자 마인드다. 아무리 겁이 나더라도 내 몸, 그중에서 뇌졸중 하나는 정면으로 맞서 보자. 사실 정면으로 맞선다고 하기에 너무 쉬운 일이라서 그렇다. 얼마나 쉽기에 이렇게 장담하는지 궁금하지 않은가? 이 책은 의학에 아무 지식이 없어도 읽을 수 있도록 썼으니 두려워 말고 책장을 넘기길 바란다.

끝으로, 좋은 제안을 해준 21세기북스 서가명강팀, 그림 자료 수집과 작성에 도움을 준 허선예 씨에게 감사의 마음을 전한다. 그리고 너무 사랑하는 가족들, 평생 나를 지원해준 아내 김나미와 씩씩하게 인생을 개척해나가는 딸 지원, 아들 준서에게 이 책을 바친다.

2025년 7월

이승훈

차례

005　**들어가며**　우리는 뇌졸중을 완전히 잘못 알고 있다

1장 어느 날 갑자기 뇌를 공격하다
뇌졸중에 대한 오해와 진실

021　12분에 한 명씩 뇌졸중에 걸린다
026　매우 치명적이지만 예방법은 간단하다
030　인생에 한 번은 뇌 공부를 해야 한다
030　• **뇌의 이해**: 우리를 사람답게 만드는 것
037　• **뇌혈관의 이해**: 뇌를 멈추게 만드는 것
047　뇌졸중은 다 같지 않다
051　• **뇌경색**: 피가 흘러야 할 곳에 피가 흐르지 않아서 생기는 병
070　• **뇌출혈**: 피가 흐르지 말아야 할 곳에 피가 흘러서 생기는 병
081　**핵심 요약 & 실천 지침**

2장 뇌졸중은 생활 습관병이자 합병증이다
5대 위험 요인과 만성질환

086　**고혈압**: 뇌를 망치는 가장 은밀하고 흔한 습관병
100　**당뇨**: 단맛 뒤에 숨은 독을 조심하라
114　**고지혈증**: 기름진 피는 뇌로 가는 길을 막는다
129　**흡연**: 뇌혈관에 불을 지피는 나쁜 습관
132　**음주**: 한 잔의 위로가 뇌를 마비시킨다
139　**비만 및 대사증후군**: 내장지방, 시한폭탄이 되다
147　**심방세동**: 심장의 불규칙이 만드는 치명적 위험
154　**핵심 요약 & 실천 지침**

3장 단언컨대, 뇌졸중은 가장 예방하기 쉬운 병이다
뇌졸중 발생 단계별 예방 실천법

- 160   뇌졸중 발생의 단계 모델과 상황 모델
- 168   **0단계**: 아무 증상이 없어도 안전하지 않다
- 177   `핵심 요약 & 실천 지침`
- 179   **1단계**: 고혈압과 당뇨가 신호탄이다
- 187   `핵심 요약 & 실천 지침`
- 189   **2단계**: 조용한 파괴자, 동맥경화가 시작되었다
- 206   `핵심 요약 & 실천 지침`
- 208   **3단계**: 이미 발생했다면 재발을 막아라

4장 시간이 곧 뇌의 운명을 결정한다
회복과 재발 사이, 생존 매뉴얼

- 216   **증상**: 뇌가 보내는 시그널을 읽어라
- 231   **진단**: 뇌 속 전쟁의 실체를 파악하다
- 242   **치료**: 깨어났다고 끝난 게 아니다
- 251   **재활**: 뇌와 다시 연결되는 시간
- 255   **재발 방지**: 두 번째는 더 치명적이다
- 261   `핵심 요약 & 실천 지침`

- 263   나가며   앞으로 당신 인생에 뇌졸중은 없다

1장

어느 날
갑자기
뇌를 공격하다

뇌졸중에 대한 오해와 진실

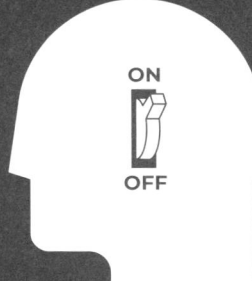

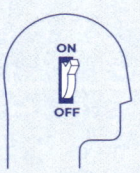

전공의 사직 사태로 응급실 당직을 서던 2024년 봄 어느 날 밤이다. 새벽 1시 무렵, 여느 때처럼 응급실로부터 뇌졸중 응급 프로토콜(신속한 진단과 치료를 위한 표준진료지침) 알람이 울렸다. 연구실에 있던 나는 빠른 걸음으로 응급실로 갔다. 60세쯤 된 비교적 마른 체형의 여성이 누워 있었고, 담당 응급의학과 교수는 빠르게 병력과 상황을 알려줬다. 병원 근처에서 자영업을 하는 분인데, 옆 가게 분과 대화하던 도중 갑자기 쓰러져서 내원했다고 한다. 우측 팔다리 편마비와 실어증으로 소통이 되지 않아 뇌졸중 중증도 점수(NIH Stroke Scale, 0점이 무증상, 점수가 높을수록 심한 상태이며, 대개 7점 이상이면 중증 뇌졸중) 18점의 중증 뇌졸중 상태였다.

'좌측 중대뇌동맥이 전부 막혔겠군.'

급하게 CT(컴퓨터단층영상)를 찍는데, 옆에서 거구의 아들이 안절부절못하고 있었다. CT 찍는 와중에 아들에게 급히 병력을 추가로 청취했다.

아들이 말하길, 엄마가 평소 담배도 피우고 건강은 신경도 안 썼다고 했다. 사실 한 달 전에 우측 편마비 증세가 왔었고, 한참 뒤에 병원에 갔는데 심방세동이 있다는 진단을 받았다고 했다. 심방세동을 가진 환자는 뇌졸중 예방을 위해 항응고제를 반드시 복용해야 하며 하루이틀만 누락해도 문제가 되는 경우가 많다. 이 환자는 아픽사반이라는 항응고제를 처방받았는데, 아들이 옆에서 보니 안 드시는 것 같아 보였다고 한다. 아들이 그걸 먹었으면 뇌졸중이 예방되는 것이었냐고 질문을 하기에, 그렇다고 대답을 해주니 바닥이 꺼질 듯 한숨을 쉬었다. 그래도 일찍 병원에 왔으니 최대한 치료해보자고 위로를 해주고, 다시 환자를 보기 시작했다. 아무튼 병력 청취와 진찰로 진단은 간단히 끝. 심방세동에 의한 심인성 뇌경색이고 위치는 무조건 좌측 중대뇌동맥 영역이라고 확신했다.

응급 뇌 CT로 의심했던 좌측 중대뇌동맥 영역에서 뇌 허혈이 확인되었다. 초기 진단 실력에 스스로 뿌듯해하며, 환자를 응급실로 옮긴 후 정맥으로 응급 혈전용해제를 투여하기 시작했다. 약 한 시간의 치료가 마무리될 무렵, 마비가 왔던 팔다리가 움직이고 환자가 다시 말을 하기 시작했다.

'흠, 이건 굉장히 좋은 사인인데?'

나도 모르게 절로 미소가 나왔다. 엄마 걱정에 눈물을 훌쩍이던 아들에게 좋은 소식을 전해줬다. 지금 이렇게 좋아지기 시작하면 많이 좋아질 것 같다고. 운이 좋으면 완전히 회복되는 걸 기대할 수도 있겠다고. 아들 얼굴이 많이 밝아졌다. 내게 연신 고맙다고 하면서 엄마 곁을 떠나지 않았다.

'내가 참 이런 보람에 의사를 하지.'

환자는 병실에 입원한 직후 NIH 뇌졸중 점수 4점으로 바로 회복되었다. 다음 날엔 완전히 회복되어서 뇌졸중 증상이 하나도 남지 않게 되었다. 환자는 결국 입원한 지 단 3일 만에 퇴원했고 입원 내내 내게 금연 및 약물 복용에 대한 엄청난 잔소리를 들어야 했다. 이렇게 보면 누가 보더라도 뇌졸중 치료의 해피 엔딩이어야 하는데….

죽음 직전까지 병원에 오지 않는 현실

한 달 뒤에도 환자는 약속된 외래 클리닉으로 오지 않았다. 외래에서 약물이 처방되니, 다른 병원으로 가서 약을 복용할 것 같지도 않고, 이런 상황이니 담배를 끊을 리도 없을 것 같다.

이 환자는 언젠가 또 응급실에서 볼 것 같다. 완전히 회복되면 뭐하나? 왜 목숨이 걸릴 게 뻔한 상황을 예방하지 않는 거지? 의사로서 이런 일을 하도 많이 겪으니 이젠 화도 별로 나지 않는다. 그나마 나는 방송이나 유튜브에 얼굴을 좀 비추다 보니 환자들이 다른 교수들보다 내 말은 좀 듣는 편인데…. 이번 환자는 나를 불신했던 것일까, 아니면 원래 건강행동이 안 좋았던 것이었을까?

어떤 게 맞든, 이 환자가 뇌졸중이 도대체 무엇이고, 어떻게 치료하는 것이고, 어떻게 예방할 수 있는 것인지 제대로 알고 있었다면 이런 행동을 했을 거라고 보지 않는다. 잘못된 행동을 탓하기 전에, 일단 뇌졸중에 대한 지식을 갖추는 게 우선이다. 알고도 행동을 하지 않은 건 혼내면 되지만, 애초에 알지도 못했다면 일단은 알게 만드는 게 중요하다. 이 책은 이런 취지에서 쓰는 것이다. 우리나라에서 잘 팔리는 건강 서적들을 보면, 독자의 수준을 무시한 것인지, 지식 전달보다는 성급한 대처법부터 알려주기 바쁘다. 왜 그런지는 설명하지 않고, 장수에 무슨 음식이 좋고, 무슨 음식이 나쁘다는 둥의 처방만 알려주기 바쁘다. 독자들이 그렇게 떠먹여주길 원하기 때문에 그럴 수도 있겠지만, 그렇다고 책을 그 수준에 맞추는 건 지식인의 태도가 아니라고 본다. 제반 지식 없이 처방만 남발해서, 잘못된 처방이 난무하게 되는 부작용이 지나치다.

뇌졸중이란, 간단히 말해 뇌혈관의 문제로 발생하는 뇌의 갑작스런 손상을 의미한다. 이 질환은 우리나라뿐 아니라 전 세계적으로 막대한 사회적비용을 발생시키는 주요 질병이다. 요즘에는 일반인들도 뇌졸중이란 단어를 하도 많이 듣다 보니 이 질환을 알고 있는 듯한 착각이 들 것이다. 하지만 단어에 익숙하다고 안다고 생각하는 건 흔한 오류다. 제대로 알아야 제대로 대책을 세울 수 있다. 뇌졸중은 예방하는 법도, 그 치료도 단순한 병이다. 이걸 사람들에게 제대로 알려주고 싶었다. 부디 이 글을 읽는 독자들은 이 책에서 말하는 대로만 하면 평생 뇌졸중이 생기지 않을 것이라고 믿어주길 바란다. 뇌졸중 전문가로서 30년의 임상에서 얻은 경험, 연구에서 얻은 학술적 지식을 최대한 쉽게 풀어내려 한다. 그럼 지금부터 시작해보자.

12분에 한 명씩
뇌졸중에 걸린다

당신의 뇌가 표적이 되는 병

　'뇌졸중腦卒中'이라는 용어는 우리에게 친숙하지만, 그 의미를 제대로 아는 이들은 드물다. 이 용어는 다소 낯선 한자어 조합으로 이루어져 있다. '뇌'는 알려진 대로 뇌를 의미하지만, '졸'과 '중'은 우리가 자주 접하던 그 한자가 아니다. 졸은 '갑자기'를 의미하며, 중은 가운데를 의미하는 게 아니고, '타격을 받다' 혹은 '다치다'라는 뜻으로 사용된다. 가령 '표적을 맞히다'라는 뜻의 '적중的中'과 '중'의 의미가 동일한 것이다. 따라서, 뇌졸중은 내부적 원인으로 인해 뇌가 갑자기 손상받는 상황을 말한다. 다른 의견으로는 '졸'을 끝낸다라는 뜻으로 봐서 '뇌가 죽어가는 중'이라는 뜻으로 보기도 하는데, 이건 정확한 해석은 아니다. 사실 의학 용어 중 '중'으로 끝나는 병명은 뇌졸중이 유일하다. 중으로 시작하는 질병명은 하나가 있는데, 바로 '중독中毒'이다. 중독은 독으로 타격을 받는다는 뜻이다.

아무튼 뇌졸중이라는 용어의 기원이나 그 역사를 설명해주는 교수는 별로 없다. 관련해서, 서석조 선생님은 국내에서 의사로서는 최초로 의과대학(순천향의대)과 종합병원(순천향대학교부속병원)을 세운 분이신데, 그와 동시에 뇌졸중이란 용어를 국내에 처음 소개한 인물로 잘못 알려져 있다. 사실 뇌졸중이란 용어는 일본에서 유래한 한자 합성어이고, 우리나라엔 구한말과 일제강점기에 들어온 것으로 추정되고 있다. 현재도 일본에서는 이 용어가 같은 의미로 사용되고 있다. 이 용어는 일제강점기 동안 우리나라에 들어온 수많은 일본식 한자 합성어 중 하나일 뿐, 고유한 우리말이 아니다. 근대화 전에는 용어가 새로 만들어질 때 일본의 영향을 받을 수밖에 없었다. 뇌졸중도 이런 배경에서 만들어진 용어로, 오래전부터 한방에서 '중풍'이라는 용어를 사용하다가 1990년대 들어 뇌졸중이라는 용어가 공식적으로 자리 잡았다. 하지만 이 용어의 기원은 나로 하여금 항상 우리나라의 슬픈 근대사를 떠올리게 한다.

뇌졸중은 선진국병인가

우리나라 질병관리청에서는 해마다 심뇌혈관질환 통계를 발표한다. 최근 보고서에 의하면, 2021년을 기준으로 총 10만 8950건의 뇌졸중이 발생했다고 한다. 약 12분에 한 명씩 뇌졸중 환자가 발생한 셈이다. 사망률이 높은 질환이라는 점을 감안하면, 발생률이 생각보다 높은 질병임을 느낄 수 있을 것이다. 사실 예전부터 집안 내에 뇌졸중 환자가 드물지 않았다는 점을 생각하면, 이 정도 발생률이 예상 밖은 아니라고 볼 수 있다. 이 발생률은 10년 전인 2011년과 비교하면 약 10% 정도 증가한 수치이고, 그중에서도 남성의 발생률이 전체의 약 56%를 차지한다. 또한 뇌졸중 발생 중 뇌경색은 약 80%를, 뇌출혈이 약 20%를 차지하는데 뇌출혈의 비율은 과거부터 꾸준히 감소하는 중이다. 뇌경색의 급증과 뇌출혈의 감소에 관한 배경은 각론에서 자세히 다루도록 하겠다.

위 발생률은 말 그대로 건수만 조사한 것이라, 정확한 비교를 위해서는 연령표준화 발생률의 비교가 필요하다. 이것은 시대 상황의 변화에 따라 달라지는 인구 집단의 성별과 연령 변화 등 인구 구조 차이를 반영하는 지표를 말한다. 이 지표에서는 뇌졸중 발생률이 10년 전에 비해 약간 감소했다고 하는데, 이는 소득, 복지 및 교육의 향상 등이 영향을 줬을 가능성이 있다. 즉, 우리나라가 급격한 고령화를 겪으면서 고령자가 많아지는 관계로 뇌졸중 환자가 느는 것이지, 사회발전에 따라 실질 발생 수는 감소하고 있다고 항변할 수 있다는 뜻이다. 그런데 이걸 사실로 받아들여야 할까?

10년 사이에 우리나라는 소득 1만 달러 수준의 중진국에서 3만 5000달러를 넘어서는 선진국이 되었는데, 표준화 발생률이 눈곱만큼 감소했다고 좋아하는 게 과연 맞는 일인가? 내가 의사면허를 받은 1996년 이후 지금까지 뇌졸중에 대한 진료 수준은 전 세계적으로 눈부시게 발전해왔다. 한국의 의료 수준은 말할 것도 없이 세계적인 수준이고. 그럼에도 전국 병원에서 뇌졸중 환자는 줄지 않고 꾸준하게 늘고 있다. 기대수명이 늘고 있기에 어쩔 수 없는 면이 있다고 해도 이건 좀 이상하다. 사실 현대 의학은 새로운 진단 및 치료 방법 등 첨단 의학에 집중하는 경향이 강해서 이미 알려진 질병의 예방은 주요 관심 분야가 아니다. 따라서 질병 예방은 현대 의학의 발전보다는 건강 의학적 지식의 전파에 따라 결정된다고 봐야 한다. 즉, 개인 각자가 질병 예방에 얼마나 신경 쓰는지, 건강행동을 얼마나 잘 실천하는지에 따라 여러 질환의 발생률이 달라질 수 있다는 말이다. 그렇다면 사회가 발전하고 선진국이 되는 상황에서도 오히려 뇌졸중이 는다는 것은, 뇌졸중에 대한 인식은 더 나빠지고 있단 뜻이 아닐까?

요즘 사람들이 건강에 신경을 쓰는 것 같기는 하다. 그런데 어떤 연령대부터 신경을 쓸까? 우리나라는 바쁜 직장 생활 속에서 40대는 되어야 운동을 하기 시작한다. 20~30대엔 자극적 음식과 음주가무를 즐기고, 치열한 업무에 파묻혀 건강을 챙기는 모습이 드물다. 소셜미디어의 발달로 '먹방' 등 건강에 안 좋은 음식문화가 유행을 타기도 하고, 잘못된 건강 정보가 엄청난 조회수를 기록하기도 한다. 물론 요즘엔 MZ 세대를 중심으로 요가, 피트니스, 필라테스, 골프, 마라톤 같은 운동이 급격히 유행을 타기도 하지만, 꾸준하게 전파가 되는 게 아니라 1~2년 단위로 유행을 타는 걸 보면 운동을 좋아하는 건지 다른 이들의 관심이 좋은 건지 잘 모르겠다. 이런 상황에서 뇌졸중에 대한 일반인들의 관심은 높아졌어도, 이 질환에 대한 적절한 인식률은 오히려 나빠졌는지도 모른다.

매우 치명적이지만
예방법은 간단하다

가장 만나고 싶지 않은 사람

우리나라 사람들이 가장 무서워하는 병은 뇌졸중이다. 나는 암이 제일 두려운데 일반인들의 생각은 조금 다른 듯싶다. 머리말에서 언급한 대로, 내가 과거 한 유명 예능 프로그램에 출연했을 때, 프로그램의 주제는 '평생 만나고 싶지 않은 사람'이었다. 뇌졸중을 평생 안 만나고 싶으니, 뇌졸중을 다루는 의사도 평생 만나고 싶지 않다는 작가의 재미있는 발상으로 정해진 주제였다. 그런데 의사로는 내가 유일했고, 나머지 분들은 교도관, 장의사 등이었다. 평생 뇌졸중을 연구해온 입장에서 일반인들이 이렇게나 뇌졸중을 무서워한다는 건, 거꾸로 내게 신선한 충격이었다. 전공이다 보니 내게는 가장 친숙한 질병이었기 때문이다. 하지만 일반인에게 뇌졸중은 정말 공포스러운 질병인가 보다. 아마도 이건 하루아침에 죽거나 장애인이 되는 가족이나 친지들을 봤거나, 이런 사례를 들은 충격이 대단했기 때문이리라. 하지만 뇌졸중 전문가인 나는 정말 이해가 가지 않는다. 이 책에서 계속 언급하겠지만 뇌졸중은 예방이 너무 쉬운 병이기 때문이다.

질병관리청의 2024년 자료에 의하면, 뇌졸중 발생 후 1년 이내에 사망한 환자의 비율은 19%, 특히 80세 이상은 약 35%에 달하는 등 고령 환자에게서 훨씬 높았다. 뇌졸중 사망률은 2011년 20.1%를 기록한 이후 꾸준히 감소해서, 2019년 17.7%까지 떨어졌다가 코로나 팬데믹 시기 이후 약간 증가 추세다.

2011년부터의 변화는 완만하지만, 2002년부터 보면 우리나라 뇌졸중 사망률의 변화는 실로 엄청나다. 뇌졸중 연령표준화 사망률은 10만 명당 2002년에 88.3명이었다가, 2012년에 36.2명, 2022년에는 21.3명으로 4분의 1 이하로 급속하게 줄어들었다.

1980년대엔 암에 필적하는 엄청난 사망률을 보이다가 지금은 4~5위 수준으로 사망률이 크게 감소한 상황이다. 고혈압 등에 대한 국민적 캠페인의 성공, 병원 이송 및 진단, 치료의 획기적 발전 등이 영향을 줬다고 본다. 뇌졸중 사망률이 심각한 나라는 대개 후진국으로, 이제 선진국으로 발돋움한 우리나라에서 뇌졸중 사망률은 서구권과 비교해 비슷하거나 더 우월한 사망 지표를 보이고 있다. 물론 19%라는 수치가 낮은 것은 아니지만, 여러분들이 모든 질병 중 가장 피하고 싶을 정도로 뇌졸중이 무서운 질병은 아니라는 뜻이다.

과장되고 있는 뇌졸중 공포

뇌졸중이 두려운 또 다른 이유는 장애율이다. 사실 질병에 걸려도 건강하게 회복되기만 한다면 두려울 게 뭐가 있겠나? 사실 뇌졸중에 따른 죽음보다, 이 질환에 걸리면 순식간에 장애인이 될지도 모른다는 공포가 더 클지도 모른다. 실제로 국내에서 국민건강영양조사를 통해 확인한 바에 의하면, 뇌졸중 환자의 38%가 최종적으로 장애를 가지게 되었다고 보고하고 있다. 또 장애율이 45%에 이른다는 중국의 연구 보고도 있으며, 전체적으로 정도의 차이는 있으나 뇌졸중 이후 장애율은 30~50% 정도다. 이런 연구를 보면 뇌졸중 후 절반 정도는 걷지도 못하게 되는 것은 아닌지 걱정되는 게 당연하다. 하지만 그건 절대 아니다. 이 연구들은 환자들이 불편한 증상을 호소하면 모두 장애가 있는 것으로 체크한 연구들이다. 중증 장애 여부만을 확인한 것이 아니라 가벼운 장애까지 모두 포괄한 것이니 실질 장애율은 훨씬 더 낮았을 가능성이 크다. 각론에서 자세히 설명하겠지만 현재 뇌졸중의 응급 및 재활치료 효과는 매우 우수해서, 전체 환자의 3분의 1은 이전 수준으로 '완전히' 회복되고, 3분의 1은 일상생활에 지장이 없을 수준으로 회복된다. 나머지 3분의 1은 중증 장애를 갖게 되지만, 이 또한 생활에 적응하기 위한 많은 치료적 방법들이 적용되고 있다. 뇌졸중으로 입원한 분들 중에도 수개월 뒤 겉으로 보기에 멀쩡한 경우가 절반을 넘으니, 본인이 밝히지 않으면 뇌졸중 환자인지 알지 못하는 경우도 부지기수다. 뇌졸중의 공포는 오히려 일반인들 사이에서 과장되고 있다는 말이다.

물론 그렇다고 뇌졸중을 겪어도 된다는 의미는 아니다. 여러 번 강조하지만 뇌졸중은 어떤 병보다도 예방이 쉬운 병이다. 반면 예방을 못하면 죽거나 장애인이 될 가능성도 생기는 병이다. 이 병은 약간의 공부와 생활에서의 실천만으로 걱정하지 않고 살아도 되는 질병인데, 무엇하려고 굳이 걸릴 각오를 하고 사는가? 이 병은 후천적인 병이고, 생활 습관에서 시작하는 병이다. 위험 요인에 의해 서서히 빌드업되었다가 한순간에 벼락이 치는 병이다. 하지만 알면 막을 수 있다. 그러니 나를 믿고 뇌졸중 예방을 위한 여행을 시작해보자.

인생에 한 번은
뇌 공부를 해야 한다

뇌의 이해:
우리를 사람답게 만드는 것

뇌졸중을 이해하려면, 뇌졸중이 발생하는 해부학적 공간인 뇌를 이해해야만 한다. 뇌졸중으로 인해 뇌가 파괴되고, 그 결과로서 생기는 신경학적 장애가 바로 뇌졸중 증상이므로, 이 증상의 발생 원리를 이해하려면 뇌에 대한 최소한의 지식이 필요하다. 물론 이 책이 뇌를 설명하기 위한 것은 아니므로 뇌졸중을 이해하는 데 필요한 수준까지만 간략하게 설명하도록 하겠다.

우리는 뇌를 100% 활용하고 있다

뇌의 무게는 1300g 정도로 전체 몸무게의 2% 정도를 차지한다. 하지만 우리 몸 혈류량의 20~30%를 사용할 정도로 엄청나게 왕성하게 일하는 기관이다. 만약 몸 각 기관의 세포가 동일하다면, 질량과 혈류량은 비례하는 게 당연하다. 그런데 뇌는 자신의 질량에 따른 혈류 배분보다 10~15배의 혈액을 사용한다는 뜻이다. 우리 몸에서 단위 질량 기준으로 뇌보다 더 많은 혈류를 쓰는 기관은 없다. 그만큼 산소와 포도당을 활발하게 사용하는 기관이고, 그만큼 많은 일을 한다는 걸 방증한다.

신경계는 중추신경계와 말초신경계로 구성된다. 중추신경계는 뇌와 척수를 의미하며, 신체의 감각 정보를 처리하고, 적절한 운동 및 생리적 반응을 조율하며, 인지 및 의식과 같은 고등 기능을 담당한다. 여기에서 뻗어나가는 12쌍의 뇌신경과 31쌍의 척수신경을 말초신경계라고 한다.

뇌를 구성하는 세포는 딱 네 가지다. 하나, 신경세포(뉴런, neuron). 둘, 별아교세포. 셋, 희소돌기아교세포. 넷, 미세아교세포.* 뇌의 기능은 전적으로 신경세포에 의해 이루어지며, 나머지 세포들은 신경세포 기능을 돕기 위해 존재한다. 뇌의 신경세포는 태아 5주 경부터 빠르게 형성되기 시작하며, 그 수는 출생 시 약 850억에서 1000억 개로 알려져 있다. 출생 직후에도 신경세포 수 자체는 크게 변하지 않지만, 뉴런 간의 연결(시냅스, synapse)이 급격히 증가해 뇌 기능이 발달하게 된다. 성장하면서 신경세포 수가 늘어날 것이라고 생각하겠지만 사실은 태어날 때가 가장 많은 수준이고, 생후 1세부터 신경세포 수가 줄기 시작한다. 일반적으로 성인이 되면 약 800억 개 정도로 지내게 된다.

세간에는 우리가 뇌를 10% 정도 밖에 사용하지 못한다는 속설이 있다. 2014년 뤼크 베송 감독, 스칼릿 조핸슨 및 최민식 주연의 〈루시Lucy〉라는 영화를 보면 이런 속설을 그대로 영화로 옮겨왔다. 주인공이 뇌를 40%를 쓰면서 신체를 완벽히 통제하다가 100%를 사용하니 초능력을 가지면서 우주 만물의 이치를 이해

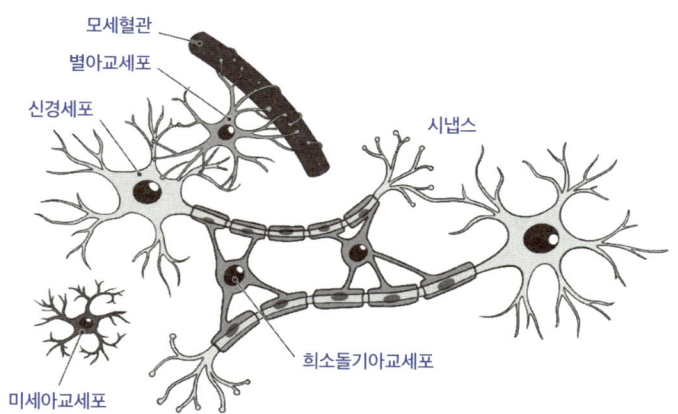

* 신경세포, 별아교세포, 희소돌기아교세포와 미세아교세포

한다는 내용이 나오는데, 사실은 말도 안 되는 소리다. 실제로 우리가 일을 하거나 놀 때, 운동을 하거나 심지어는 멍때릴 때도 우리의 뇌는 1초도 쉬지 않고 끊임없이 정보를 처리 중이다. 우리는 우리 뇌를 100% 활용하고 있으며 쉬는 신경세포란 존재하지 않는다. 이런 과정에서 뇌가 작동하는 상황을 느끼는 것은 아니기에 우리는 뇌에서 모든 일이 단번에 처리되는 것처럼 느낀다.

가장 발전된 대뇌를 가진 호모사피엔스

뇌는 크게 대뇌, 간뇌, 뇌간, 소뇌의 네 부분으로 구별된다.** 이 네 부분은 모든 포유류 동물, 특히 영장류에서 구성이 아주 비슷

** 대뇌, 간뇌, 뇌간, 소뇌의 위치

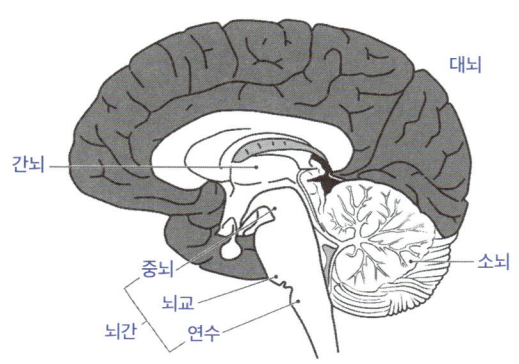

하다. 인간의 대뇌는 절대 크기만 보면 영장류 중 가장 크지 않지만, 상대 크기, 피질 구조, 기능적 발달을 고려하면 영장류 중에서도 가장 발전된 대뇌를 가진 종이다. 대뇌는 모든 인지 활동을 만드는 영역이기에, 현생인류인 호모사피엔스가 다른 동물이나 네안데르탈인과 같은 인류의 경쟁 종족을 이기고 만물의 영장이 되는 데 가장 결정적 역할을 한 장기라고 볼 수 있다. 간뇌와 뇌간은 인간의 감정과 자율신경계의 핵으로서, 우리의 생명을 유지하고 희로애락의 감정을 느끼는 데 핵심 역할을 하는 기관이다. 많은 사람들이 심장에 있다고 착각하는 '마음'이 사실은 이 안에 있다. 구체적으로는 간뇌 속 변연계 내부의 편도체에 있다. 소뇌는

* 전두엽, 측두엽, 두정엽 및 후두엽의 위치

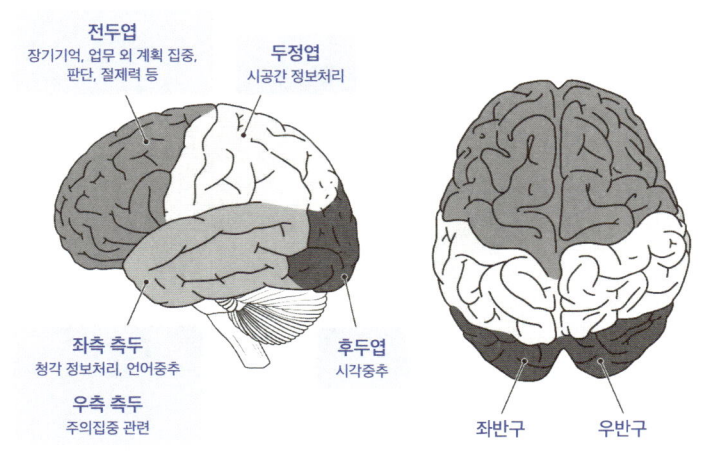

대뇌, 뇌간과 연결되어 대뇌의 기능을 보조하는 역할을 한다.

대뇌는 전두엽, 측두엽, 두정엽, 후두엽으로 나뉜다. 후두엽은 시각중추로서, 눈을 통해 들어온 시각적 정보를 인식하고 주변과 연계하는 영역이다.* 두정엽은 시각적 공간 정보를 받아 처리하고 관장하는 영역이다. 즉, 우리 몸의 위치와 우리가 쳐다보는 사물의 위치 등을 파악하는 곳인데, 우리가 길을 찾을 때 가장 많이 활용하는 대뇌 영역이라고 보면 된다. 우성 반구(대개 왼쪽)의 측두엽은 청각 정보를 인식하고 처리하면서 언어의 이해와 관련된 언어중추 역할을 한다. 비우성 반구(대개 오른쪽)의 측두엽은 주의집중과 관련된 역할을 수행한다. 전두엽은 계획, 실행, 판단, 장기기억, 고도의 집중, 절제력, 언어의 표현 능력(우성 반구)을 모두 관장하는 영역으로 사실 인간 그 자체를 형성한다. 전두엽의 지휘에 따라 두정엽, 측두엽, 후두엽이 하위 단계의 참모 같은 역할을 맡아 업무를 실행하고 정보를 전달한다고 보면 된다.

전두엽이 지휘하고 나머지는 따른다

설명한 바와 같이, 우리 뇌는 해당 영역 신경세포들이 고유한 뇌 기능을 담당하는 전두엽의 지휘 통합 아래 철저하게 분업하는 구조다. 협업이 필요한 경우 시냅스로 연결되어 효율적으로 업무가 이뤄진다. 예를 들어, 어딘가에서 맛있는 음식 냄새가 나면(후각에서 전두엽), 우리는 즉각적으로 동공이 커지고 두리번거리면서 음식을 찾으려고 노력하고(전두엽에서 중뇌, 후두엽 등), 갑자기 배가 고프다는 생각이 들기도 한다(전두엽에서 간뇌). 이런 식의 복합적 인지 활동이 뇌 안에서 끊임없이 발생한다. 그런데 뇌졸중이나 외상으로 뇌의 일부가 파괴된 환자는, 전체 기능이 아닌 파괴된 부위만큼의 뇌 기능을 잃게 된다. 뇌졸중으로 우측 반구의 후두엽이 파괴된 환자에게는 좌측 시야가 안 보이는 시각장애가 생길 수 있고, 좌측 측두엽이 손상된 환자는 말을 이해하지 못하거나 글을 읽지 못하는 감각성 실어증이 발생할 수 있다.

일반인들이 뇌에 관해 흔히 잘못 생각하는 오류 중 하나가 신체(뇌)와 영혼이 별개로 존재한다고 보는 시각이다. 하지만 우리를 인간답게 만드는 모든 정신활동은 전두엽 신경세포의 전기·화학적 활동에 의한 것이므로, 정신활동과 뇌는 분리해서 다룰 수 없다. 전두엽이 손상된 뇌졸중 환자는 그만큼 인지기능이 손상되어 감정이 사라지거나, 절제력을 잃고 폭력적으로 변하기도 하고, 판단력이 나빠지는 등 급작스럽게 치매와 같은 상태로 변하기도 한다. 영혼이 따로 존재한다는 생각은 굳이 종교적인 가르침이 아니어도 뿌리 깊게 내려오는 관념 중 하나지만, 의사로서 고위신경기능이 일부 손상된 환자들을 보다 보면, 그간 철

썩 같이 믿어온 영혼의 존재에 관한 담론이 부질없게 느껴지곤 한다.

뇌혈관의 이해:
뇌를 멈추게 만드는 것

자, 이제 여러분은 뇌졸중의 피해자이자 대상 장기인 뇌에 대해 기본적인 지식을 갖추게 되었다. 지금부터는 뇌졸중의 직접적 원인 장기인 뇌혈관에 대해 알아볼 시간이다. 뇌졸중은 뇌혈관이 막히거나 터져서 발생하는 질환이므로 뇌혈관이 직접적으로 관여할 수밖에 없으며, 대개의 경우엔 범인이자 가해자로 지목된다. 심장이나 정맥 등 신체 혈관에서 혈전이 생성되어 뇌로 올라가는 색전성 뇌경색의 경우엔 멀쩡한 뇌혈관이 혈전에 의해 막히는 것이므로 직접적 범인이라기보다는 피해자에 가깝지만, 해당 혈관이 막혀서 뇌경색이 발생하는 건 사실이므로 직접적 연관성을 가지는 건 틀림없다. 그러니 뇌졸중을 이해하는 데는 뇌혈관에 대한 기본 지식이 반드시 필요하다. 그렇다고 일반인들이 의대생 수준의 높은 해부학적 지식을 알 필요는 없으니 뇌졸중을 이해하는 데 최소한의 도움이 될 정도만 언급하겠다.

뇌졸중은 주로 동맥에서 발생한다

먼저 우리 몸 전체의 혈관 시스템을 개괄적으로 살펴보자. 신체 혈액순환계는 폐순환, 체순환 둘로 나뉜다. 아마 중학교 생물 시간에 이미 배운 내용이겠지만, 오래간만에 접하니 정신이 아득해질지도 모르겠다. 그러므로 여기서는 최대한 간단하게 설명하겠다. 폐순환은 심장과 폐 사이의 순환으로 폐에서 산소를 공급받은 신선한 동맥혈을 심장으로 배송하기 위한 시스템이다. 이 순환계는 뇌졸중에서 역할이 크지 않으니 체순환만 보도록 하자.*

체순환이란 심장과 온몸 장기 사이의 순환을 의미하며, 심장과 뇌 사이의 순환까지 포함한다. 폐에서 산소가 많이 포함된 동맥혈을 공급받은 좌측 심장은 강한 압력을 분출해서 순식간에 전신에 동맥혈을 공급한다. 심장에서 퍼져나간 동맥혈은 대동맥, 동맥, 세동맥순으로 갈래를 이루며 옮겨가 마침내 모세혈관까지 도달한다. 이곳에 도달한 동맥혈은 장기의 조직과 직접 접촉하면서 산소, 포도당 등 여러 영양분을 공급하고, 이산화탄소와 각종 노폐물을 거두게 되는데, 이처럼 산소가 줄고 이산화탄소 분압(부분 압력)이 높아져서 암갈색으로 변한 혈액을 정맥혈이라고 한다. 이 정맥혈은 모세정맥, 정맥, 대정맥을 거쳐 우측 심장으로 돌아온다. 이 순환 시스템을 체순환이라고 부르며, 이후 이 혈액이 폐를 돌면서 산소를 공급받고 동맥혈이 되는 과정이 폐순환이다.

* 폐순환과 체순환

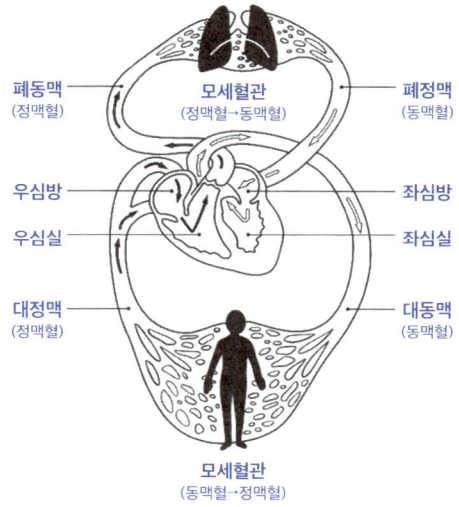

동맥혈관은 단면으로 보면, 기본적으로 내막, 중막, 외막 세 가지 벽으로 구성된다. 대동맥이나 동맥은 이 막이 수십 겹으로 되어 있어 탄력적이라 혈압을 견딜 수 있다. 세동맥에 이르면 각 층이 매우 얇아지고 모세혈관에 이르러서는 단 한 겹의 내피세포로만 혈관벽이 구성된다.

뇌졸중은 모세혈관 수준에서 발생하는 질환은 아니고, 주로 동맥 수준에서 발생하는 질환이다. 대동맥은 심장에서 장기로 나가는 큰 혈관이라서 뇌졸중과 관련은 있지만 그 빈도는 동맥보다 적다. 뇌졸중의 주원인 혈관인 동맥은 대혈관(큰 혈관)과 소혈관(소동맥)으로 구분하는데, 대혈관을 대동맥과 혼동하면 안 된다. 여기서 말하는 대혈관이란 경동맥(목동맥)에서부터 뇌를 둘러싸는 비교적 직경이 큰 혈관을 의미한다. 한편 소혈관은 뇌 하부에서 뇌를 직각으로 침투하는 관통동맥과 대뇌 상부 주변에서 뇌로 파고드는 연수막혈관을 뜻한다. 한마디로, 대혈관에서 뇌로 침투하는 순간부터 소혈관이라고 보면 된다. 사실 이런 구분은 뇌졸중에서만 적용하는 예외적인 구분이다. 해부학적 차이보다는 대혈관 및 소혈관에서 발생하는 뇌졸중의 발생 기전에 따른 구분이고, 이에 따라서 진단과 장기적 치료가 완전히 달라질 수 있기 때문에 임상적으로는 아주 중요한 분류다. 이 두 혈관의 분류는 뇌졸중에서의 임상적 중요성에 비해 해부학적 차이는 애매하기에, 사실 의대에서도 이를 구별해서 교육하지는 않는다. 기초의학보다는 임상의학에서 필요한 혈관 구분이라고 보면 정확하다. 실제로 의사들도, 의대생 때는 모르다가 신경과 전공의로서 수련할 때 처음 제대로 알게 되는 개념이므로, 이걸 제대로 이해한다면 상당한 지식 수준을 가진 것이다. 대혈관과 소혈관에서 생기는 뇌졸중의 차이는 다음 장에서 더 자세히 설명하겠다.

혈관을 알아야 뇌졸중이 보인다

혈액을 보내는 원동력은 심장과 혈관의 압력이다. 심장은 좌심실이 수축을 하는 수축기 압력이 100~140mmHg 정도다. 이것은 상온에서 액체 상태인 수은의 압력을 가리키는 것으로, 이 수치는 물로 환산하면 거의 십여 미터의 물기둥을 만들 수 있는 압력이다. 이것만 봐도 우리 몸이 만드는 수압이 정말 엄청나다는 걸 알 수 있다. 반면 혈액을 보충하기 위해 좌심실이 확장을 하는 확장기 압력은 좌심방 방향으로 음압이 걸리기 때문에 동맥으로 나가는 압력은 0mmHg이다. 그런데 만약 수축기 120mmHg, 확장기 0mmHg인 혈압이 그대로 혈관에 전달되면 극단적인 압력차로 혈관이 견딜 수 없을 것이다. 이때 대동맥의 탄력성이 이런 압력차를 적절한 수준으로 완충하는 역할을 한다. 덕분에 동맥혈관은 수축기 혈압상승을 물리적으로 전달해 확장기에도 60~80mmHg을 유지할 수 있다. 하지만 이렇게 중요한 혈관의 탄력성은 중년 이후 혈관의 노화와 함께 칼슘 성분이 축적되면서 그 기능이 떨어지는데, 이것이 기질적 고혈압으로 발전하는 중요한 원인이 된다. 고혈압에 대한 이해와 대처는 각론에서 다시 다루도록 하겠다.

뇌혈관은 뇌로 혈액을 공급하는 동맥과 뇌에 있는 혈액을 심장으로 되돌려 보내는 정맥의 네트워크로 구성된다. 뇌로 올라

* 경동맥과 척추동맥

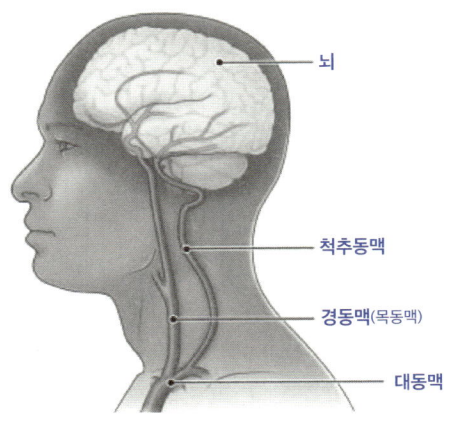

가는 동맥은 대동맥에서 분지된 경동맥(목동맥)과 척추동맥으로 구성된다. 둘 다 오른쪽 및 왼쪽 쌍으로 구성되어 있어서 뇌 순환은 경동맥 두 개, 척추동맥 두 개에 의해 만들어진다. 경동맥은 뇌의 앞부분 순환을 맡고, 척추동맥은 뇌의 뒷부분 순환을 맡는다.*

뇌를 향하는 경동맥은 내측경동맥과 외측경동맥으로 나뉘는데, 내측경동맥만 뇌로 들어가고 외측경동맥은 두개골 바깥으로 나가서 얼굴과 두피의 혈액순환을 담당한다. 내측경동맥은 뇌의 바닥에서 전대뇌동맥, 중대뇌동맥으로 갈라지면서 뇌 전체 혈류량의 80%를 맡는다.** 대략적으로 전대뇌동맥은 대뇌의 앞부분

** 전대뇌동맥과 중대뇌동맥

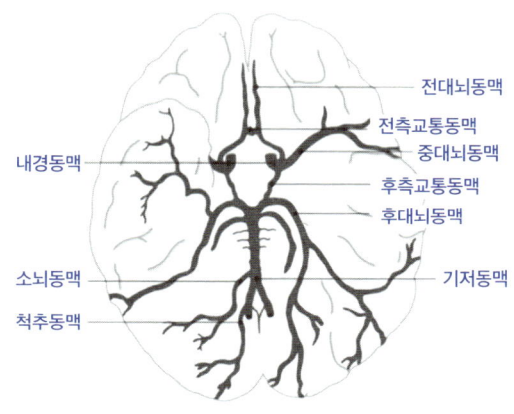

과 위쪽을 담당하고, 중대뇌동맥은 대뇌의 중심과 외측 대부분을 담당한다. 중대뇌동맥이 뇌혈관 중 가장 큰 축에 속하고 담당하는 영역이 워낙 넓기 때문에, 통계적으로 동맥경화나 심장에서 유래한 혈전으로 인한 폐색 가능성이 높은 편이다. 반신마비를 보이는 뇌졸중에서 가장 흔한 원인 혈관이고, 우성 반구에서는 언어중추(언어의 이해 및 표현 영역)를 모두 담당하기 때문에 실어증 같은 뇌졸중의 대표 증상을 유발시킨다.

　대동맥에서 분지된 양측 쇄골하동맥에서는 척추동맥이 나오는 데, 양측 척추동맥은 두개골 안으로 들어가면서 하나의 기저동맥으로 합쳐진다. 이 과정에서 척추동맥과 기저동맥은 소뇌, 뇌간으로 갈라져 들어가게 되며 뇌 안에서는 양측 후대뇌동맥으로 최종적으로 나뉜다. 이 시스템은 뇌혈류의 20%를 담당하지만, 숨골이 포함된 뇌간의 혈류를 맡기 때문에 생명과 직결된 혈관이라고 볼 수 있다. 이 혈관에 문제가 생겨 소뇌경색이 발생하면 완전히 회복되는 경우도 있지만, 이것이 뇌간을 광범위하게 침범하게 되면 혼수상태로 악화하면서 사망할 수도 있다. 증상이 극과 극으로 나뉠 수 있다는 뜻이다. 담당 의료진의 역할에 따라 환자는 완전 회복을 할 수도, 사망에 이를 수도 있으니, 어떤 뇌졸중보다 의사의 역할이 몹시 중요한 뇌졸중이다.

뇌로 혈액을 공급하는 중요 고리, 윌리스 환

이렇게 중요한 뇌혈관 시스템에 아무런 백업장치가 없을 리는 없다. 가장 대표적으로는 뇌바닥에서는 경동맥 시스템과 척추-기저동맥 시스템을 연결하는 네트워크가 있는데, 이를 윌리스 환Circle of Willis이라고 부른다.* 이 네트워크를 통해 전체를 보면 뇌동맥 시스템이 완전한 고리를 이루고 있는 것을 알 수 있다. 이론상으로는 원 형태로 혈류가 순환할 수도 있지만, 실제로 평상시에 그렇게 작동하지는 않는다. 환을 이루는 혈관의 핵심 네크워크는 전교통동맥과 후교통동맥인데, 정상인은 이 혈관들이 거의 닫혀 있다. 뇌졸중과 같은 유사시에 이 혈관들이 열리면서 부

* 윌리스 환

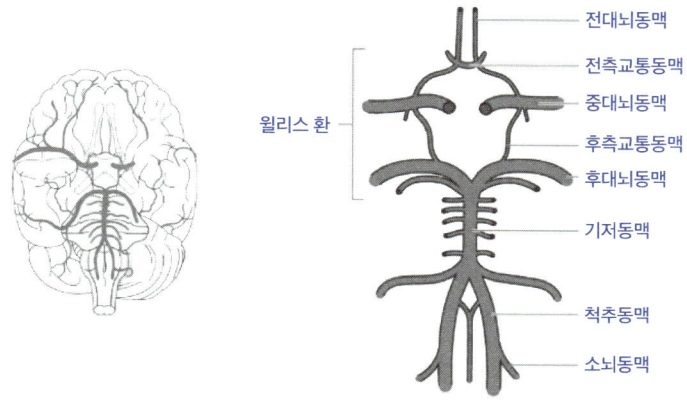

족한 혈류량을 보충하는 역할을 한다. 질병이 없음에도 평상시에 열린 상태로 확인되는 경우가 가끔 있는데, 이는 선천성 혈관 기형이거나, 후천적으로 뇌혈류가 부족해진 것이 원인일 수 있으니 이를 잘 판별해야 한다.

뇌와 혈관의 해부학에 대한 설명은 여기까지다. 이 외에도 뇌척수액 순환 시스템과 정맥 시스템도 중요하지만, 그건 이 책에서 언급해야 할 범위를 넘어선다. 뇌졸중의 90~95%가 동맥계에서 발생하므로, 그 외 나머지 드문 뇌졸중 원인 때문에 어려운 해부학을 공부할 필요는 없다.

지금까지 잘 따라왔다면 뇌졸중을 이해하기 위한 제반 지식은 갖춘 상태가 된 것이다. 이제 다음 장에서는 본격적으로 뇌졸중에 대해 다루도록 하겠다.

뇌졸중은
다 같지 않다

　뇌졸중은 뇌혈관이 터지거나 막혀서 생기는 뇌 조직의 파괴로 생기는 질환이니, 당연히 한 가지 질환이 아니다. 적어도 뇌경색과 뇌출혈을 합쳐서 일컫는 것이고, 하위로 더 자세한 원인을 가진 급성 뇌혈관질환을 합쳐서 일컫는 일종의 증후군syndrome이다. 단지 원인이 다양하다고 하기엔 너무 이질적인 상황을 억지로 합친 것 같기도 하다. 어떤 필요가 있어서 여러 질환을 뇌졸중이라는 이름 하나로 합쳤을까?

뇌졸중의 정의
　세계보건기구WHO에서 정의한 뇌졸중의 정의는 이렇다. 갑자기 발생한 국소 신경학적 증상이(아닐 수도 있지만 대개 그렇다는 것) 24시간 이상 지속될 때, 그 원인이 뇌혈관 문제에 의한 것으로 추정되는 모든 상황. 이게 도대체 무슨 뜻인가 하면, 예를 들어, 환자가 갑자기 오른편 팔다리가 마비되어(전체가 아닌 국소 신경학적 증상) 응급실에 왔을 때, 이 증상이 24시간 이상 지속되고, 이 환자의 증상을 담당 의사가 뇌혈관의 문제로 추정한다면 이제 뇌졸중이라고 진단한다는 뜻이다. 세계보건기구의 정의에 CT, MRI와 같은 뇌 영상 장비는 진단 조건에서 누락되어 있다. 이는 질환을 정의할 때 영상 장비는 단지 의사가 진단을 확정하기 위한 보조 수단으로 사용되기 때문이다. 그렇다고 영상 장비가 중요하지 않다는 뜻은 전혀 아니다. 이런 장비는 뇌졸중 여부의 진단 자체보다는, 뇌졸중의 원인, 중증도, 예후 추정과 치료 계획 설정에 매우 결정적인 역할을 한다.

뇌졸중은 크게 허혈성 뇌졸중(뇌경색)과 출혈성 뇌졸중(뇌출혈), 둘로 구별된다. 혈관이 막히거나 터지거나 둘 중 하나인 것이다. 뇌혈관에 문제가 생긴 것이라는 점만 제외하면 이 둘은 실제로 상당히 다른 질환이다. 대분류에서도 전혀 다른 질환이지만, 소분류 안에서도 이질적인 질환이다. 허혈성 뇌졸중은 세분하면 적어도 다음 세 개의 질환으로 나뉜다. 하나, 대혈관질환. 둘, 소혈관질환. 셋, 심인성 뇌경색. 밑에서 설명하겠지만, 발생 기전이 상당히 다르다. 같은 방식으로, 출혈성 뇌졸중은 뇌실질출혈과 지주막하출혈(거미막밑출혈)로 나뉘며, 발생 기전상 유사점은 거의 없다.

시간이 곧 뇌다

　뇌졸중은 이렇게 급성 뇌혈관질환이라는 사실 외에는 이질적인 질환군의 증후군 진단명이다. 이렇게 이질적인 질환 여덟 개 이상을 한데 묶어서 하나의 이름으로 부르는 건 의학적으로 흔한 일이 아니다. 뇌졸중의 경우는 좀 특수하다고 할 수 있는데, 그 이유는 증상의 유사성과 질환의 시급성 때문이다.

　환자가 갑자기 생긴 국소 신경학적 증상으로 응급실에 왔을 때, 증상만으로 발생 기전을 구별하는 것은 숙련된 신경과/신경외과의사에게도 쉬운 일이 아니다. 뇌졸중은 혈관이 막혔든, 일부 혈관 영역의 뇌 조직이 갑자기 손상되었다는 공통점 때문에, 환자가 응급실에 도착했을 때 호소하는 증상은 비슷할 수 있다. 구별을 어느 정도 했다고 해도 심증일 뿐, 확진은 아니기에 CT나 MRI로 반드시 2차 확인을 거쳐야만 한다. 예를 들어, 뇌출혈은 뇌압 상승으로 인해 두통, 의식 손상이 나타날 수 있는데, 그 증상이 없다고 해서 뇌출혈 가능성이 배제되는 것도 아니다.

　뇌졸중이라는 한 명칭으로 두 질환을 묶은 또 하나의 이유는 초기 치료의 시급성 때문이다. 응급실을 찾은 환자가 뇌졸중이란 의심이 들면, 대개 뇌졸중 '초응급 프로세스'가 가동된다. 이는 뇌졸중 환자의 초기 진단 및 치료를 위해 응급실의 자원과 인력을 이 환자에게 최우선적으로 맞추는 진료 과정에 대한 규정을 말한다. 이 프로세스는 기본적으로 거의 모든 선진국 및 국내 뇌졸중 센터에서 공통적으로 적용하고 있다. 전 세계 공통으로 이런 프로세스를 시행하는 이유는, 뇌졸중이 뇌를 급성으로 침범하는 질환이면서, '시간이 곧 뇌 time is brain'이기 때문이다. 뇌세포는 우리 몸에서 가장 중요하지만, 가장 약한 세포다. 뇌 신경세포는 혈류가 단 1분만 중단되어도 죽기 시작하며, 성인의 경우 죽은 뇌세포는 '거의 절대적으로' 재생되지 않는다. 뇌의 일부 영역에 줄기세포가 존재하고 있어서 약간 재생된다는 학술적 보고는 있지만, 이건 일반인들이 혹할 정도의 의미 있는 재생이 아니다. 미미한 재생의 증거는 있으나 환자의 증상을 호전시킬 정도는 전혀 아니니, 일반적으로 '뇌세포는 재생되지 않는다'라고 이해해도 큰 무리가 없다. 즉, 뇌 신경세포는 한번 죽으면 그대로 소실되는 엄청나게 약한 세포다. 따라서 뇌졸중 환자에게 최대한 빠른 치료를 적용한다면 죽는 뇌세포를 조금이라도 줄일 수 있고, 그 결과 환자의 사망률, 장애율 등, 예후도 크게 달라지므로, 뇌졸중은 심근경색과 더불어 초기 진료가 몹시 중요한 대표적 응급질환이다. 초기 치료에 한시가 급한 상황에서, 한가롭게 뇌졸중 원인을 따지는 것은 환자의 예후에 도움이 되지 않을뿐더러, 오히려 치료 시기를 늦출 가능성이 높다.

뇌경색:
피가 흘러야 할 곳에 피가 흐르지 않아서 생기는 병

뇌경색에는 다섯 가지 아형subtype이 있다. 그러나 의대생들조차 뇌경색의 아형을 정확히 구별하지는 못한다. 신경해부학이 너무 어렵다고 정평이 난 데다가, 서울대학교 의과대학의 경우 정규 뇌경색 수업은 6년간 단 한 시간에 불과하기 때문이다(물론 실습수업 등이 있지만 정규 강의 수업은 단 한 시간이다). 그러므로 여기서는 뇌경색의 아형을 대략이라도 구별할 수 있도록 설명하는 것을 목표로 삼겠다.

뇌경색 아형은 다음과 같이 원인에 따라 분류한다. 대혈관 죽상경화증, 소혈관 폐색, 심인성 색전, 드물지만 특수한 원인에 의한 뇌경색, 마지막으로 원인불명. 여기에서 특수한 원인 및 원인불명은 일반인 수준에서는 전혀 알 필요가 없고, 앞선 세 가지만 이해하면 된다. 사실 이것도 간단히 분류하면, 대혈관 죽상경화증과 소혈관 폐색은 뇌혈관 동맥경화증에 의한 뇌경색을 의미하고,

심인성 색전은 뇌혈관의 병리와는 무관한 심장 문제로 발생하는 뇌경색을 의미한다.

대혈관 죽상경화증

앞서도 간단히 언급했지만, 이제 대혈관이 무엇인지 제대로 알아보자. 단순히 큰 혈관? 그것도 틀린 답은 아니지만, 좀 더 확실하게 정의해보겠다. 해부학적 동맥의 분류는 심장에서 나오는 대동맥, 그곳에서 분지되는 동맥, 그 이후의 세동맥, 마지막으로 세포와 물질교환을 하는 모세혈관까지 네 가지다. 이런 분류는 혈관 자체의 모양과 두께, 혈관벽의 조직 구성에 따른 생물학적 분류일 뿐, 임상적 상황에서는 활용성이 떨어진다. 뇌졸중 임상에서는 이런 분류 대신, 혈관의 위치와 기능에 따라 대혈관, 소혈관 두 가지로 나눠서 구분한다. 대혈관은 한마디로 말하면, '개별 장기로 침투하기 전까지의 혈관'이다.* 심장에서 나온 대동맥은 각 장기로 혈액을 보내기 위해 점차 직경이 작은 혈관들로 분지된다. 이렇게 나뉜 혈관이 해당 장기에 도달하면, 그 상태에서 직접 장기로 침투하는 것이 아니고, 대개 장기 주변을 둘러싸는 형태로 갈라지면서 휘도는 형태를 보인다. 이는 심장의 수축력으로 발생한 큰 압력을 분산하면서 장기 전체에 골고루 혈액을 공급하기 위한 최선의 방식이다. 마치 경부고속도로가 우리 집으로 바로

* 뇌의 대혈관과 소혈관

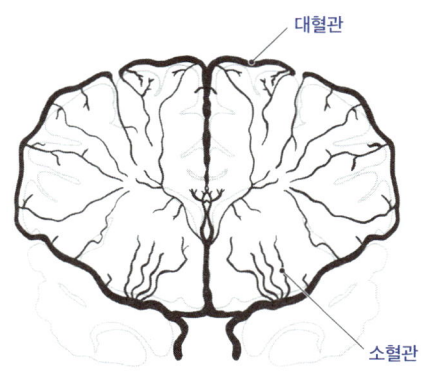

들어오는 것이 아니고 서울 각지의 도로로 갈라지며 퍼지는 것과 같은 이치다. 이렇게 장기 주위로 분지된 혈관은 비로소 장기 안으로 침투해 들어가기 시작하는데, 침투 직전까지의 혈관을 '대혈관'이라고 부르고, 침투하는 혈관부터는 '소혈관 혹은 소동맥'이라고 부른다.

염증반응을 일으키는 혈관 속 덩어리

그렇다면 죽상경화증이란 무엇인가? 죽상경화증이란 동맥경화증의 한 종류로 대혈관에서 발생하는 병변의 형태를 말한다. 다음 그림**에서 보이는 바와 같이, 이 병변은 변성된 콜레스테롤

** 죽상경화증의 발생과정

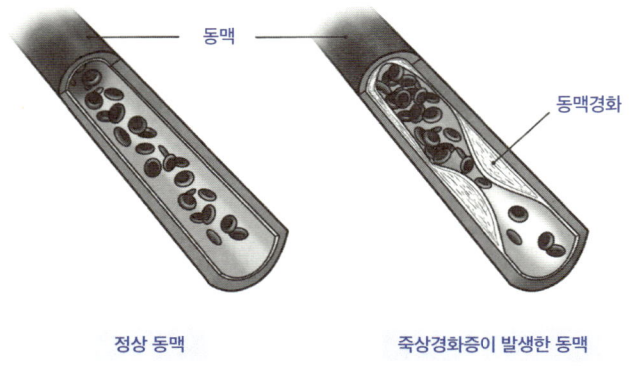

정상 동맥   죽상경화증이 발생한 동맥

과 이를 공격하기 위한 대식세포가 뒤엉킨 종괴(종양덩이)가 혈관 벽의 내막 하부에 쌓여 혈관 내부로 돌출된 모습을 보인다. 죽상경화증은 콜레스테롤의 꾸준한 침착으로 인한 대식세포의 활성화가 특징이며, 전형적인 '만성염증'이다.

초기에 고혈압이나 흡연 등 다양한 이유로 혈관 내막이 손상되면, 혈액 내 콜레스테롤이 손상된 내막을 통과해서 쌓이기 시작한다. 혈액 내 콜레스테롤은 그 상태로 떠도는 것은 아니고, 저밀도 지질단백질low-density lipoprotein, LDL이라는 운반체에 의해 전달된다. 이는 콜레스테롤이 기본적으로 기름과 같은 지질lipid이라 수용성이 아니고 지용성이기 때문이다(혈액도 물처럼 수용성 물질은 잘 녹이지만, 지용성 물질은 혈액과 섞이지 않고 덩어리가 될 가능성이 있어서 특별한 운반체가 필요하다). 우리가 혈액검사에서 LDL 콜레스테롤의 수치를 확인하는 이유는 주로 LDL에 담긴 콜레스테롤이 혈관벽에 쌓여서 동맥경화를 일으키기 때문이다. 혈관벽으로 들어온 콜레스테롤은 혈관 조직 입장에서는 외부 물질이나 다름없기 때문에, 혈관벽을 지키는 대식세포가 이를 포식하는데, 문제는 들어오는 콜레스테롤이 너무 많다는 데 있다. 대식세포가 콜레스테롤을 지속적으로 포식하고 혈액 내 백혈구들(특히 중성구)이 참전하면서 염증반응은 더욱 증폭되고 종괴는 점점 커지게 된다. 이런 상태를 죽상경화증이라고 부른다. 이런 병변을 일으키는 데는 고혈압, 당뇨, 고지혈증, 흡연, 비만 등 대부분의 위험 요인이 밀접하게 작용한다.

혈관이 막혀도 증상이 없는 게 문제

그럼 죽상경화증은 임상적으로 어떤 상황을 유발할까? 무조건 뇌경색을 일으키지 않을까 하고 생각하겠지만 사실 그렇지는 않다.

- 아무 사건도 없이 무증상으로 발견된다.
- 혈류 감소로 인해 뇌경색이 발생한다.
- 혈전생성으로 인해 뇌경색이 발생한다.

죽상경화증이 있다고 무조건 뇌경색이 발생하는 것은 아니다. 혈관이 좁아진 상태에서도 뇌가 원하는 수준으로 충분한 혈액만 공급된다면 뇌경색이 발생할 이유는 없다. 심지어는 죽상경화증으로 혈관이 완전히 막힌 상태에서조차도 무증상인 경우가 비일비재하다. 그 이유는 우리 뇌의 혈관 우회로가 잘 발달되어 있기 때문이다. 혈관은 혈액을 배송하는 것 외에 다른 기능이 거의 없다. 즉 뇌세포는 혈액이 어느 경로로 도달했는지는 전혀 관심이 없다. 그저 자신이 원한 혈액이 충분한 만큼 잘 배달되기만 하면 된다. 따라서 죽상경화증이 발생해서 설사 혈관이 막힌다고 해도, 그 혈액을 다른 혈관이 대신 배송하면 우리 몸은 아무런 증상을 느끼지 않는다. 이처럼 우리 뇌에는 이중, 삼중의 우회로가 잘 준비되어 있다. 그중 가장 중요한 역할을 하는 시스템이 앞서도 언급한 윌리스 환이다.

만약 죽상경화증으로 기존 혈관의 혈류 공급이 불충분한데, 우회로를 통한 공급조차 부족해지면 어떤 일이 발생할까? 이런 경우엔 두 번째에 해당하는 혈류량 부족에 의한 뇌경색이 발생하게 된다. 대개는 기존 혈관이 매우 심각하게 좁아진 상황에서, 저혈압, 심한 발한, 탈수, 구토, 출혈, 빈혈, 설사 등 체내 수분 균형이 깨져 혈압이 떨어지게 되면, 뇌로 올라가는 관류압이 낮아져 혈액을 가장 못 받는 뇌 부위에서 경색이 발생한다. 이를 의학적으로는 경계 부위 뇌경색 혹은 혈류역학적 뇌경색이라고 부른다. 한마디로 혈전이 혈관을 막아서 발생하는 뇌경색이 아닌, 혈류 자체의 부족으로 발생하는 상황이다.

미니 뇌졸중이란 용어는 잘못된 용어

마지막 상황인 혈전에 의한 뇌경색은, 가장 일반적인 죽상경화증에 의한 뇌경색이다. 이는 심장마비의 주원인인 심근경색과 거의 동일한 발생 기전이다. 죽상경화증이 있던 부위에 갑자기 혈전(피떡)이 발생해서 그나마 혈액이 흐르던 남은 혈관 공간을 빠른 속도로 막을 때 발생한다. 죽상경화증에서 무슨 일이 생기길래 혈전이 갑자기 생길까? 이는 죽상경화 병변이 파열되거나 표면이 깎이거나, 석회화된 종괴 등으로 유발될 수 있다.* 이런 병변에서는 혈관 안에서는 볼 수 없는 콜라겐 등 결합 조직의 단백질이 노출되는데, 혈소판이 이를 혈관이 파열되어서 출혈된 상황이라고 착각하는 것이다. 즉, 피부가 칼에 베여 피가 날 때 몸을 던져 지혈을 시키는 혈소판들이, 위와 같은 상황에서는 출혈도 아닌데 혈전을 만들면서 주인의 뇌에 엄청난 손상을 일으키게 된다. 콜라겐 같은 물질을 만나면 혈전을 만드는 것이 혈소판의 존재 이유이므로, 혈소판 탓을 할 수는 없다. 혈관 안쪽으로 콜라겐 등을 노출하게 만든 죽상경화증이 이런 비극을 불러오는 범인이다. 아무튼 이렇게 만들어지는 혈전은 그 큰 뇌혈관을 수분에서 수십 분 만에 '갑자기' 막아버릴 수 있다. 죽상경화증 자체는 수년에서 수십 년 동안 천천히 성장하기에 우리 뇌의 우회로 시스템이 충분히 대응할 시간이 있어서 첫 번째 경우처럼 무증상인 경우가 많다. 하지만 그걸 넘어서는 빠른 속도의 혈전생성은 우리의 우회로 방어 시스템을 쉽게 무력화시킨다.

이렇게 혈전으로 혈관이 완전히 막혀서 환자가 증상이 생겼어도, 원인 혈전이 내부 혈류에 의해 열리게 되면 환자의 증상은 순간 정상으로 돌아올 수 있다. 뇌경색 발생 초기에 증상이 생겼다가 10~30분 만에 증상이 호전되는 현상을 의학적으로는 '일과성허혈발작'이라고 부른다. 일반인들에게는 '뇌졸중 전조 증상'이라는 용어로 홍보하는데, 일부에서는 이를 '미니 뇌졸중'이라고 부르기도 한다. 하지만 미니 뇌졸중이라는 용어는 사실 전조 증상을 대치하기에 적절한 용어는 아니니 가급적 사용하지 않는 게 좋겠다. 일반인들은 뇌졸중 증상보다는 눈꺼풀 떨림, 만성두통, 만성 어지럼증, 양손, 양발의 저림 등을 뇌졸중 전조 증상으로 오인하는 경우가 많은데, 사실 이들 증상은 뇌졸중의 전조 증상이 아니라고 보는 게 타당하다. 이는 눈꺼풀 근육의 노화, 머리 근육의 통증, 팔다리 말초 혈액순환 등이 원인이므로 뇌의 문제와는 무관하다. 사실 뇌졸중 전조 증상은 문제가 되는 혈관이 막혔

* 죽상경화반 파열로 인한 혈전형성 과정

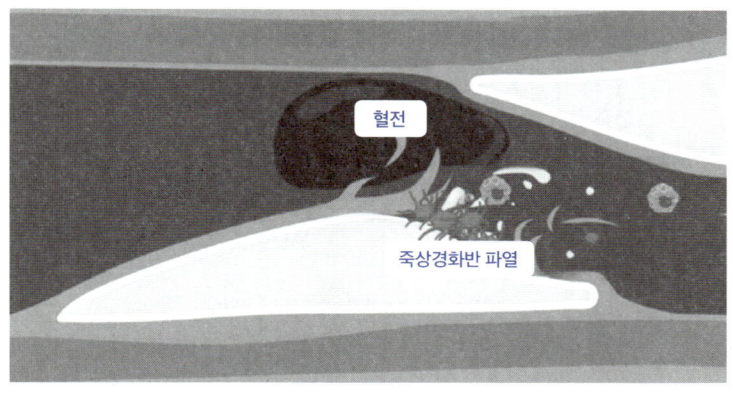

다가 풀리는 상황에서 발생하는 것이므로 뇌졸중의 증상과 다를 이유가 없다. 즉, 한쪽 팔다리 마비, 발음장애 등의 뇌졸중 증상이 생겼다가 풀리는 것이 정확한 뇌졸중 전조 증상이다. 뇌졸중 전조 증상은 일시적이라는 시간적 차이만 있을 뿐, 뇌졸중 증상이라는 걸 잘 이해하기 바란다. 전조 증상 이후 혈전이 사라지면서 증상이 사라졌지만 원인이 되는 죽상경화증은 여전히 존재하기에 재발 가능성이 엄청나게 높다. 그러니 증상이 좋아졌어도 안심하지 말고 당장 119를 타고 반드시 병원에 와서 치료를 받아야만 한다.

하지만 불행하게도 처음부터 혈전이 해당 혈관을 꽉 막아버린 상태이거나, 혈전이 녹으면서 혈류를 따라 흘러가서 더 작은 직경의 혈관을 막는다든지, 혈전이 재발해서 혈관이 막히는 경우에는 필연적으로 뇌경색이 발생하게 된다. 이런 경우에는 혈전용해제 투여나 혈전제거술 등, 막힌 혈관을 재개통하기 위한 응급처치가 빠른 속도로 시행되어야 한다.

소혈관 폐색

소혈관(혹은 소동맥)은 위에서 언급한 대로, 대혈관에서 분지되어 뇌 조직을 직접 관통해서 들어가는 혈관을 말한다. 소혈관은 대개 직경이 300~800마이크로미터(micrometer, μm) 정도로 1밀리미터 미만이다. 안으로 들어갈수록 주변 모세혈관으로 갈라지면서 작아지다가 직경이 30~80마이크로미터 수준까지 좁아진다. 이 정도 혈관은 해부학적으로 세동맥이라고 하며, 이 단계를 넘어서서 분지된 혈관을 모세혈관이라 부른다. 소혈관 폐색에 의해 뇌경색을 일으키는 소혈관은 대혈관에서 초기에 갈라진, 그래도 소혈관 중에서는 사이즈가 큰 혈관들이다.

소혈관 폐색이란 소혈관이 막혔다는 뜻이다. 이 소혈관 시스템의 단점은 대혈관에서 확인했던 윌리스 환과 같은 우회로 방어체계가 거의 존재하지 않는다는 것이다. 따라서 혈관 하나가 막히면 그 혈관의 혈액을 받던 뇌 조직이 그대로 경색되는데, 이런 경

동맥경화증의 두 형태	
죽상경화증	대혈관에 발생
소동맥경화증	소혈관에 발생, 지질유리질증이 주된 병리

색이 마치 섬처럼 생긴다고 해서 '열공성 경색'이라고 부른다. 이는 뇌경색 분류 중 가장 범위가 작고, 증상도 가벼운 편이다. MRI로 보면 뇌경색의 직경은 1.5에서 2센티미터를 넘지 않는다. 대부분 한두 가지 증상 밖에 나타나지 않으며, 그 증상도 심하지 않아 몇 개월 뒤엔 완전 회복되는 경우도 많다. 하지만 이 질환은 우습게 보면 안 되고 후술할 뇌실질출혈과 밀접한 연관이 있어, 사후 관리가 무엇보다 중요한 뇌졸중 타입이다.

그렇다면 소혈관 폐색은 소혈관의 어떤 문제로 인해서 벌어지는 상황일까? 정답은 '소동맥경화증'이다. 처음 언급한 동맥경화증 및 죽상경화증과 헷갈릴 텐데, 대혈관의 죽상경화증, 소혈관의 소동맥경화증, 그리고 이 둘을 합친 개념이 동맥경화증이다.

사실 학술적으로도 워낙 잘못 정의되거나 오용되는 경우가 많아서 의사들조차 잘못 언급하는 경우가 허다하다. 복잡하게 생각하지 말고, 여기에서 말한 개념으로만 이해하면 된다. 일반인이라면 다른 용어보다 두 개념을 아우르는 동맥경화증이라는 이름만 알고 있어도 충분하다.

작다고 간과하면 안 되는 뇌의 증후들

병리적으로 소동맥경화증은 죽상경화증과 많이 다르다. 여기에서는 죽상경화증의 주인공인 콜레스테롤 침착에 의한 지질 핵심 종괴가 거의 없다. 그것보다는 혈관벽 자체가 지질유리질증이라는 소견으로 변질된 것이 특징이다. 이 병변은 다른 어떤 위험 요인보다 고혈압 및 노화와 밀접하게 관련된다. 소혈관이 고혈압에 의해 물리적으로 손상되거나, 노화에 의해 스스로 망가지는 상황에서 잘 발생한다. 고혈압이 수년에서 수십 년 관리되지 않고 지속되면, 소혈관 내피세포는 부서지거나 확장되는 등 물리적인 변성을 겪는다. 물리적인 손상은 필연적으로 대식세포(뇌에서는 미세아교세포라고 부른다)에 의한 염증을 부르고, 이후 이 부위는 흉터처럼 변하면서 유리질화(투명하고 균질한 비결정질의 상태로 변환하는 일)된다. 이렇게 변질된 소혈관이 지질유리질증이다. 이렇게 변성된 혈관이 그나마 혈액을 공급하다가 갑자기 막히면 열공성 경색이 발생하게 되는데, 변질된 혈관벽의 찢김이나 미세혈전이 갑작스런 폐색의 원인으로 추정된다. 30~40대부터 발생한 고혈압을 관리하지 않고 10~20년 정도 방치하게 되면 60~70세 이후 열공성 경색이 발생할 가능성이 크게 증가한다.

그런데, 뇌졸중 중에서 가장 가벼운 증상과 좋은 예후를 가진 소혈관 폐색을 우리가 굳이 신경 쓰는 이유는 뭘까? 그 이유는 앞에서도 잠깐 언급했듯이 이 병변은 사망률이 30~40%에 이르는 뇌실질출혈을 비롯한 여러 뇌질환과 밀접한 관련성을 가지기 때문이다. 고혈압이 관리가 안 되면서 뇌혈관에 지속적인 충격을 주면 어떤 지역에서는 소혈관 폐색으로 열공성 경색이 발생한다. 하지만, 고혈압은 뇌의 모든 혈관에 영향을 미치는 것이기에 소혈관 병변은 약간의 정도 차이는 있을지언정 거의 모든 뇌에 고르게 발생하게 된다. 그렇게 소혈관이 망가지면 뇌에서는 다양한 혈관 폐쇄성 병변과 출혈성 병변이 나타난다. 아래 리스트를 보자.

이런 병변들은 초기엔 대개 무증상이지만, 점차 진행할수록 뇌 기능을 전반적으로 감소시킨다. 이에 따라 인지장애, 치매, 보행장애, 파킨슨증후군, 정동장애 등의 질환이 증상이 발생할 수 있

혈관 병변의 종류		
폐쇄성 병변	출혈성 병변	기타 병변
열공성 경색 백질 변성 미세경색	미세출혈 피질 철침착증	확장된 혈관 주위 공간

다. 이런 질환들은 만성적으로 나타나고 점차 진행하는 양상을 보이는 만큼 가랑비에 속옷 젖듯, 환자 본인은 인지하지 못할 가능성이 크다는 게 더 문제다. 게다가 혈관에 발생한 지질유리질증이 혈관 내부로 망가지면 열공성 경색 정도만을 일으키지만, 만약 그 혈관이 혈관 외부로 망가진다면 혈관이 파열되는 일이 생긴다. 만약 그 출혈이 적게 발생하면 위에 미세출혈로 발생해서 무증상일 수도 있지만, 사이즈가 커지면 치명적인 뇌실질출혈이 되기도 한다. 즉, 열공성 경색과 뇌실질출혈, 두 질환 모두 고혈압이 가장 중요한 원인이면서, 소동맥경화증의 소견을 보이며 소혈관 변성이 원인으로 발생하는 질환들이다. 그러니 열공성 경색은 뇌경색 중 가장 가볍다고 우습게 볼 질환이 아니다. 어떻게 보면, 열공성 경색은 그 환자에게 이후 심각한 뇌졸중의 발생을 예방하게 하기 위해 마지막으로 기회를 주는 상황일지도 모른다. 그걸 이해 못하고 퇴원 이후 고혈압 관리를 등한시한다면 다음엔 이런 후회를 할 기회조차 없어질지도 모를 일이다.

심인성 색전

심인성 색전에 의한 뇌경색은 심장에서 만들어진 혈전이 뇌로 전달되어 발생하는 뇌경색을 통칭하는 말이다. 심장 때문에 뇌경색이 생긴다는 게 일반인 입장에서는 잘 실감이 안 갈 수도 있지만, 사실 뇌경색은 뇌혈관에 동맥경화가 존재하지 않아도 일어날 수 있다. 원인이 무엇이든 뇌혈관이 갑자기 막히면 뇌경색은 발생한다. 따라서 멀쩡한 뇌혈관이라고 해도, 심장에서 혈전이 흘러와서 갑자기 뇌혈관이 막히면 해당 뇌 부위 세포가 괴사하면서 뇌경색이 생긴다. 이런 경우를 심인성 색전에 의한 뇌경색이라고 한다.* 따라서 상당히 많은 경우에 CT나 MRI를 보면 다른 뇌혈관은 정상이고, 혈전으로 막힌 혈관만 확인된다. 범인은 심장인데, 정작 범죄 현장 내지 전쟁터는 뇌인 상황이다. 이 병에서 뇌혈관과 뇌는 명백한 피해자다. 그러니 이 질환을 가진 환자는 초기 진료가 마무리되면, 심장의 어떤 상태가 혈전을 만든 것인지 반드시 그 원인을 찾아야만 한다. 심장의 원인에 따라 이후 뇌졸중 예방에 필요한 약물이나 처치를 적절히 선정할 수 있기 때문이다.

    우리 몸의 혈액이 흐르지 않고 정체되면, 혈액 내 응고인자가 활성화되면서 혈전으로 변할 가능성이 높다. 물론 정상적인 경우에는 혈액 안에 항응고 단백질이 있어서 어느 정도 응고를 막을 수는 있으나, 너무 긴 시간 정체될 경우에는 혈전이 발생하는 걸 피할 수 없다. 심장 혈전은 혈액이 심장 안에서 나가지 못하고 정체될 때 발생한다. 또한, 혈전은 원래 혈소판이 활성화하면서 시작되는 것이 일반적인데, 심장 혈전에는 혈소판이 거의 관여하지

※ 심인성 색전에 의한 뇌경색 발병 과정
심방세동으로 심장에서 발생한 혈전이 혈관을 타고 뇌로 올라가서 발생하는 뇌경색

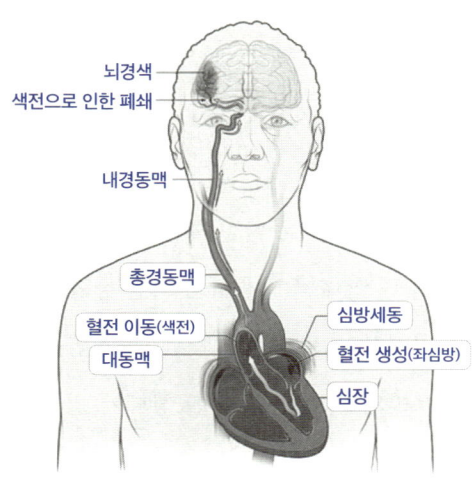

않는다. 혈액 정체라는 비정상적 상황에서 응고인자라는 단백질 때문에 혈전이 만들어지기에 혈전 내부에는 혈소판이 거의 없고, 적혈구가 많은 부분을 차지한다. 이때 적혈구는 혈전이 만들어질 때 수동적으로 끼어들어간 것이다. 응고인자는 최종적으로 피브린fibrin이라는 단백질로 변하는데, 이것이 적혈구를 칭칭 묶으면서 혈전이 만들어진다.

혈전의 원인이 되는 두 질병

그렇다면 심장에서는 어떤 상황에서 혈전이 만들어지는가? 그걸 이해하기 위해서는 심장의 간단한 해부학은 짚고 넘어가야 한다. 심장은 좌심실의 규칙적 박동으로 동맥혈을 온몸으로 운송한다. 좌심실로 들어오는 혈액은 좌심방에서 준비된 후 들어오고, 좌심방과 좌심실은 승모판으로 구분되어 있다. 규칙적인 박동은 동방결절에서 시작하는 전기신호로 심장의 벽을 타고 전달된다. 여기에서 심장 혈전을 만드는 흔한 상황은 심방세동이나 과거의 심근경색이다.

심장 맥박이 불규칙적으로 뛰는 질환을 부정맥이라고 하는데, 심방세동은 그중 하나다.** 심방세동은 동방결절에서 시작된 심장의 박동이 좌심실까지 제대로 전달되지 않는 상황이 원인인데, 이에 어떻게든 신호전달을 하려는 좌심방에서 빠른 속도로 떨리는 세동(잔떨림)이 생기고, 좌심실은 신호를 못 받아서 아무 때나 뛰는 상태가 된다. 그 결과, 심방에서 심실로 가는 혈류를 결정하는 승모판이 갈피를 못 잡고 불규칙적으로 열린다. 이러면 좌심방의 혈액이 제때 내려가지 못하게 되면서 혈액끼리 서로 부딪혀 와류(소용돌이, turbulence)가 생기다가 정체되는데, 그러면 위에서 언급한 기전에 의해 좌심방 내(특히 좌심방귀)에서 혈전이 발생하고, 혈액의 정체가 심해질수록 혈전의 크기는 점점 커지게 된

** B에 비해 A에서 큰 스파이크 발생 간격이 불규칙한 것을 볼 수 있다.

A. 심방세동을 보여주는 심전도

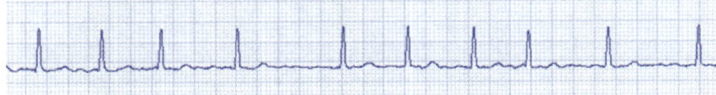

B. 정상 심전도

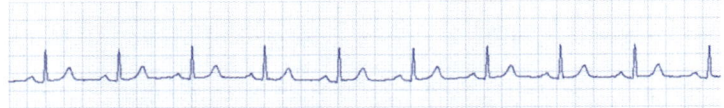

다. 그러던 중 어느 순간 갑자기 혈전이 좌심방을 탈출해 좌심실을 거쳐 온몸으로 퍼져나갈 수 있는데, 이처럼 발생한 혈전이 혈류를 타고 이동하는 현상을 색전塞栓이라고 부른다.

두 번째 원인인 심근경색은 관상동맥(심장으로 혈액을 공급하는 혈관)의 죽상경화증으로 인해 발생하는 국소적인 심장의 경색증이다. 대혈관 죽상경화증에 의한 뇌경색과 원리는 대동소이하고, 장기만 심장이라는 차이가 있다. 심근경색이 생겼거나, 과거에 심근경색을 겪은 심장은 군데군데 죽은 조직으로 인해 정상적인 수축이 불가능할 수 있고, 이로 인해 좌심실 내에서 와류 및 국소적 혈액 정체가 발생할 수 있다. 이때 발생한 혈전이 좌심실 수축의 어느 순간 갑자기 색전을 유발하게 된다.

다른 장기도 많은데 심장의 혈전이 뇌의 색전을 일으키는 이유는 뭘까? 뇌가 몸에서 하는 역할이 크다 보니 다른 장기에 비해 훨씬 많은 산소와 에너지가 필요해, 심장 혈류의 30% 이상이 뇌로 가기 때문이다. 즉, 혈류 관계로 뇌 색전의 가능성이 높은 것뿐이지, 특별한 이유가 있어서 뇌로 찾아드는 건 아니다. 또 한 가지, 폐, 신장, 간 등은 작은 경색에는 별다른 증상이 없는 경우가 많지만, 뇌는 아주 작은 경색에도 쉽게 신경 증상이 발생하므로 임상적으로 발견 가능성이 더 높은 것도 그 이유이다.

심인성 색전에 의한 뇌경색은 그 증상이 다른 종류에 비해 더 갑작스럽고, 좀 더 강하게 나올 가능성이 높다. 심장에서 유래된 색전이 뇌혈관을 순식간에 막아버리기 때문이다. 혈전이 큰 경우도 많아서 큰 혈관이 막히면 증상도 아주 심각하게 발현된다. 하지만 언급한 바와 같이, 혈소판이 관여된 혈전이 아니다 보니 혈전의 구성이 치밀하지 못해 쉽게 부서지는 특성도 있다. 따라서 혈전용해술, 혈전제거술 같은 응급치료의 효과가 좋을 가능성이 많고, 아주 운이 좋으면 치료 전에 스스로 용해되어버리기도 한다. 즉, 심인성 색전의 뇌경색 증상은 뇌졸중 중에서 가장 무서운 편에 속한다. 하지만 혈전이 크기만 클 뿐 잘 용해되고 치료가 잘 되는 편이라, 의사가 환자를 치료할 때 많은 보람을 느끼는 뇌졸중 타입이기도 하다.

뇌출혈:
피가 흐르지 말아야 할 곳에 피가 흘러서 생기는 병

뇌출혈은 크게 뇌실질출혈과 지주막하출혈로 나눌 수 있다. 그 외 다른 타입도 있지만, 드문 형태라서 이 책에서는 언급하지 않는다. 지주막하출혈은 아직은 뇌 내부로 진입하지 않은 대혈관이 터진 질환이고, 뇌실질출혈은 뇌 조직 내부로 진입해서 주행하는 소혈관인 관통동맥이 터져 종괴(혈종)를 형성하면서 신경학적 손상이 생기는 질환이다. 먼저 뇌실질출혈에 대해 알아보자.

뇌실질출혈

뇌실질출혈은 1970~1980년대까지만해도 우리나라 뇌졸중의 50% 이상을 차지하던 질환이다. 사망률도 높은데 뇌졸중의 상당수를 차지하던 질환이었으니 당시 뇌졸중에 대한 일반인의 공포는 상상을 초월했을 듯싶다. 서구 문화가 들어오고, 나라가 부강해지면서 뇌출혈의 빈도는 많이 줄어서 최근엔 30%가 채 되지 않는다(전 세계 평균은 뇌졸중의 15% 정도 밖에 되지 않는다). 현장에서 느끼는 뇌실질출혈 발생률의 급격한 감소는 국가 데이터를 통해서도 알 수 있다. 1995년부터 2003년까지 뇌경색은 거의 1.7배로 증가한 반면, 뇌출혈은 지속적으로 감소하고 있다. 하지만 아직도 뇌출혈은 서양보다 동양, 특히 한, 중, 일을 포함한 아시아 지역에 더 많은데, 이는 아마도 아시아의 유전적 배경 탓으로 생각된다.

뇌실질출혈의 인과관계에 관한 코호트 연구들을 보면 재미있는 사실을 알 수 있다. 뇌실질출혈은 도시 지역보다 시골 지역에서 흔하고, 벌이가 적은 집안 및 마른 체형에서 많다. 고혈압과 음주가 가장 중요한 원인이며, 흡연은 그다음인데, 정작 당뇨와 고지혈증은 영향이 뚜렷하지 않다. 즉, 뇌실질출혈은 전형적인 "후진국형, 시골형 질환"이다. 뇌경색, 특히 대혈관 죽상경화성 뇌경색 및 심근경색은 서구화된 생활, 비만, 고지혈증이 매우 중요한 원인이고, 뇌실질출혈은 농촌지역, 고혈압, 영양 부족, 저체중, 과도한 음주가 중요 원인이다. 우리나라의 경제적 발전과 함께 뇌경색이 늘고 뇌출혈이 줄어드는 건 어찌 보면 당연한 현상일 수 있겠다.

뇌의 폐쇄성이 부르는 파괴적 질환

뇌실질출혈은 기본적으로 뇌경색보다 훨씬 파괴적인 질환이다. 뇌경색은 혈액이 공급되지 않아 그 영역의 뇌세포가 산소 및 포도당이 없어서 소리 없이 죽어가는 질환인 반면, 뇌실질출혈은 멀쩡한 조직들 사이로 혈관 안에 있어야 할 혈액이 범람해 홍수가 생기는 질환이다. 뇌실질출혈은 구형이나 타원형의 혈종을 이루는 경우가 많지만 그나마 뇌 바깥으로 터져나가지는 않는다. 뇌실질출혈 시 높은 사망률의 결정적 요인은 '뇌압 상승'인데, 이는 뇌가 두개골로 막혀서 단단하게 보호받고 있기 때문이다. 두개골 안쪽으로는 세 겹의 뇌막(경막, 지주막, 연질막)이 뇌를 둘러싸고 있고, 지주막 아래 공간으로는 뇌척수액이 가득 차 있는 상태다. 즉, 뇌는 두개골과 뇌막 외에도 물에 의한 완충력까지 공급받으며 우리 몸에서 가장 애지중지 보호되는 장기다. 그런데 이런 보호 장치가 뇌실질출혈 때는 오히려 독으로 작용하게 된다. 뇌실질출혈이 발생하면 뇌 안에 없던 출혈이란 새로운 물질이 생긴 상태이므로, 두개강(두개골 안의 공간) 내의 압력이 올라가게 되고, 도망갈 공간이 없는 뇌는 이 압력에 눌리면서 밀리는 상황이 벌어진다. 이를 '뇌탈출'이라고 하며, 밀린 뇌 조직이 숨골을 압박하게 되면 환자는 의식 소실을 넘어 사망할 수도 있다. 따라서, 뇌실질출혈 때는 두개강 내압의 상승 여부를 모니터링하고 이를 조절하는 것이 치료의 기본이다.

  뇌실질출혈의 원인은 앞에서도 언급한 바와 같이 소혈관, 즉 관통동맥에 발생하는 소동맥경화증이고, 병리적으로는 지질유리질증이 흔하다. 뇌의 소혈관 중 대혈관에서 가장 먼저 갈라지는 소혈관은 기저핵의 렌즈핵선조체동맥이다. 이 혈관은 가장 처음 분지하는 소혈관이어서 가장 크다 보니 소혈관으로서는 드물게 이름도 가지고 있다. 나머지 소혈관들은 너무 작고 많아서 이름이 없다. 렌즈핵선조체동맥은 처음 분지되는 만큼 고혈압의 영향을 가장 크게 받게 되고, 당연히 파열될 가능성도 제일 높아서, 기저핵 뇌출혈은 모든 뇌출혈 중 가장 많은 빈도를 차지한다.

사실 뇌실질출혈은 주로 뇌와 장에서만 생기는 독특한 질환이다. 출혈성질환이 인체에서 드문 질환은 아니지만, 뇌만큼 별다른 자극이나 직접적 원인 없이 치명적인 질환이 생기는 경우는 드물다. 특히 경색성 질환을 공유하는 심장의 경우 심장 출혈이라는 병은 전혀 존재하지 않는다. 그 이유는 심장 등 다른 장기들의 조직압이 상당히 높기 때문이다. 특히 심장은 단단한 근육 덩어리라 출혈은 엄두도 낼 수 없다. 뇌는 물보다 약간 높은 수준의 조직압이고, 혈관벽이 그나마 높은 조직압을 가지고 있기에 이곳에 파열이 생기면 무방비로 혈액이 뇌 조직 내로 퍼져나가게 된다. 차라리 피부처럼 혈관이 노출되어 있다면 가만히 손으로 압박이라도 하면 될 텐데, 두개골이 보호하고 있어서 시도조차 불가능하다. 출혈이 멈추는 시점은 출혈 압력과 조직 압력이 동일해지는 때인데, 조직압이 낮아서 혈종은 다른 장기보다 훨씬 크게 형성된다. 피부에서는 간단한 압박만 하면 될 일이고 심장에서는 파열은 꿈도 못 꿀 출혈이, 뇌에서는 생명을 위협하는 재난이 된다.

지주막하출혈(거미막밑출혈)

지주막하출혈은 뇌를 둘러싼 연질막과 지주막(거미막) 사이 공간에서 발생한 출혈로, 대혈관의 동맥류 혹은 동맥꽈리의 파열이 가장 흔한 원인이다. 지주막하출혈의 심각한 예후는 출혈로 인한 뇌압 상승 및 혈액이 유발시킨 광범위한 뇌염에서 기인한다. 해당 환자들은 초기에 응급 코일 색전술이나 응급 미세클립 결찰술을 받기는 하지만, 이 치료는 모두 추가적인 출혈을 막기 위한 것일 뿐, 이미 출혈된 혈액에 의한 뇌염증으로 인한 손상에는 현재 어떤 치료제도 없는 실정이다. 이와 관련해서는 신경과의사로서 참 할 말이 많다. 사실 내가 2016년 '㈜세닉스바이오테크'라는 신약 개발 회사를 창업한 뒤, 개발 중인 첫 신약이 이 질환의 응급 치료제다. 물론 뇌졸중 전공의라는 특성상 이 질환의 임상적 수요를 잘 알고 있기 때문인데, 그 이유가 아니더라도 이 질환은 의사로서 여러 가지 면에서 참 안타깝다.

첫째로, 젊은 나이에 이 질환으로 유명을 달리하는 사람이 많다는 점이다. 세계보건기구의 수장, 즉 사무총장이 우리나라 사람이었던 것을 기억하는가? 2003년, 한국인으로서는 최초로 제6대

세계보건기구 사무총장에 오른 이종욱 박사는 당시 전 세계를 공포에 떨게 한 에이즈 종식을 위해 불철주야 전 세계를 돌아다녔다. 사무실이나 지키고 행정적, 정치적 업무에 치중하던 기존 사무총장들과는 다르게 몸소 행동한 결과, 그는 'Man of Action'이라는 칭호도 얻었다. 그러다가 2006년 5월 20일, 집무실에서 일하던 도중 갑자기 쓰러졌고, 긴급수술을 받았음에도 이틀 뒤 사망했는데, 그의 사인이 지주막하출혈이다. 그 후 우리들은 코로나 19 사태에 팬데믹 선언조차 제대로 하지 못하고 강대국의 눈치나 보는 변변치 못한 사무총장들을 보게 된다. 한 개인의 질병이 그 사람의 역사뿐 아니라, 전 세계인의 삶에 영향을 끼칠지도 모른다는 사실이 소름 끼치지 않는가?

이 질환이 안타까운 두 번째 이유는, 현재 의료 수준에서 이론적으로 완전 박멸이 가능한 질환이라는 점이다. 이게 무슨 소리인지 어리둥절하겠지만, 아래 내용을 읽어보면 알게 된다. 발생 이후 100% 치료한다는 게 아니고, 발생 자체를 100% 원천 봉쇄할 수 있다는 말이다. 물론 어느 정도 경제적 부담이 생길 수 있으나 우리나라는 전 세계 그 어떤 나라보다 유리한 위치에 있다. 일단 지주막하출혈에 대해 알아보도록 하자.

발생률 최저, 사망률 최고인 질환

지주막하출혈도 당연히 뇌졸중의 한 타입이며, 뇌실질출혈과 함께 뇌출혈의 두 질환 중 하나다. 그럼에도, 이 질환이 워낙 독보적으로 심각한 뇌 손상을 유발하는 데다, 전통적으로 신경외과적 수술이 중요한 질환이다 보니 뇌졸중의 한 종류라기보다는 하나의 독립적인 질환으로 인식되는 경우가 많았다. 외과적 수술이 강조되면서 자연스럽게 약물 발전이 더딜 수밖에 없기도 했다. 나는 지주막하출혈이 뇌졸중의 가장 심한 형태이며 무엇보다 신약 개발이 시급하다고 본다.

지주막하출혈은 교통사고 등으로 인한 외상성 출혈이 많지만, 이는 자발성이 아니라서 뇌졸중은 아니다. 뇌졸중은 스스로 발생하는 뇌혈관질환으로 외상 원인은 뇌졸중에서 제외한다. 앞서 언급한 대로, 비외상성 지주막하출혈의 가장 큰 원인은 동맥류의 파열로 전체의 약 85% 정도를 차지하며, 이 원인이 예후도 가장 불량하다. 나머지 15%는 사실 원인이 없거나 정맥출혈인 경우인데 대개 환자는 정상으로 회복된다. 즉, 동맥류 파열이 지주막하출혈의 알파이자 오메가다.

뇌졸중 중에서 뇌출혈이 차지하는 비중이 20% 남짓인데, 이 중 뇌실질출혈이 약 60%, 지주막하출혈이 40% 정도다. 발생률은 뇌졸중의 여러 아형 중에서 제일 낮지만 사망률은 최악이다.

뇌경색은 1년 사망률도 5% 미만인데, 지주막하출혈은 3~6개월 사망률이 30~50%에 이른다. 게다가 뇌경색은 대개 70대 노인에게서 주로 발생하지만, 지주막하출혈은 앞서 이종욱 박사의 경우처럼 경제활동이 활발한 40~60대의 연령대에서 발생빈도가 높아 사회적, 경제적, 가정적 파급력이 비교가 안 된다. 그럼에도 지주막하출혈의 발생률은 연간 약 2만 명 정도에서 지속적으로 증가하는 추세다.

하지만 내 머리에 동맥류가 없다면 지주막하출혈은 내 문제가 아니다. 문제는 그걸 확인하는 검사가 간단하지 않다는 데 있다. 고혈압이나 당뇨처럼 간단한 장비나 혈액검사로 알 수 있으면 좋을 텐데, 동맥류는 MRI나 CT라는 영상 검사를 해야 한다. 일반 MRI나 CT도 아니고, 혈관을 확인하는 혈관 MRI_{MR angiography, MRA} 혹은 혈관 CT_{CT angiography, CTA}를 해야만 한다. CT는 방사선과 조영제에 대한 부담이 있으므로 MRA를 하는 게 훨씬 안전하다. 다만 비용이 문제다. MRA로는 뇌동맥류의 존재 여부뿐만 아니라, 위치 사이즈 등 상세한 내역을 파악할 수 있으나, 이 비싼 검사를 모든 국민들에게 알아서 하라고 강제할 수는 없는 노릇이다. 뇌동맥류는 일반인 중 0.2~10%까지 발견된다고 보고된다. 평균 2%에서 동맥류가 있는 것으로 생각되는데, 이는 굉장히 높은 비율이다. 사람이 100명 정도 모여 있는 장소에 가면 한두 명은 뇌동맥류가 있을 것이고, 40~50대에 50%의 사망률을 가진 지주막하출혈이 생길지도 모른다는 말이기 때문이다. MRI 비용이 높아서 국민건강검진으로 넣는 건 생각하기 어렵다. 아무리 선진국이라도 그런 나라는 없는 것으로 알고 있으니, 결국 각자가 이 질병에 잘 대비해야 한다. 이어지는 장에서 이에 대한 나의 권고안을 알려줄 예정이니 잘 참고하면 좋겠다.

동맥류를 가졌다면 흡연과 음주는 그만

뇌동맥류의 발생 원인과 성장 과정에 대해서는 많은 논문에서 다양한 이론이 토론되어 왔다. 그런데 이론이 많다는 건, 사실 잘 모른다는 말이나 마찬가지라서, 딱 부러지게 동맥류의 발생 이유를 알려주는 강의를 들은 기억이 없을 것이다. 알려진 사실만 말하자면, 동맥류의 발생과 관련된 요인에는 유전적 요인, 고혈압, 흡연이 있고, 동맥류의 성장과 관련된 요인에는 여성, 고혈압, 흡연, 다발성 동맥류, 후방순환계 동맥류, 발견 초기 큰 사이즈, 비정형 등이 위험인자라고 한다. 동맥류의 파열 즉, 동맥류를 가진 환자에게서 지주막하출혈을 일으키는 위험인자로는 고혈압, 흡연, 과도한 음주가 강력한 위험 요인이다. 결론적으로 동맥류의 발생, 성장, 파열에 모두 관여하는 요인은 고혈압과 흡연이다. 그런데 이렇게 말하면 너무 나열식이고 어렵기만 할 것 같다.

뇌동맥류가 발생하는 상황은 대개 후천적이다. 유전적, 선천적 요인이 있다고 해도 태어날 때부터 동맥류가 존재하는 경우는 흔하지 않다. 젊은 나이보다 중장년층에서 발견되는 비율이 높은 걸로 보아 이때쯤 동맥류가 생기고 성장하는 것으로 볼 수 있다. 동맥류의 입장에서 동맥류가 발생하는 과정을 일으키는 인자를 두 가지로 분류할 수 있는데, 하나는 공격 인자이고 다른 하나는 결핍된 방어 인자다. 공격 인자는 혈관을 공격해서 동맥류를 일으키는 요인을 말하고, 결핍된 방어 인자는 혈관의 문제로 동맥류가 발생할 수 있는 상황을 의미한다.

공격 인자는 사실 혈액밖에 없다. 혈관벽이 만나는 물질이 혈액밖에 없기 때문이다. 물리적으로는 신체 혈압과 국소적인 와류 등의 요인이 혈관의 취약한 곳에 동맥류를 유발할 수 있다. 만성 고혈압이 여기에 포함되는 대표적 원인이다. 음주는 신체에 수분 불균형에 의한 혈압 변동 및 부정맥을 일으키므로, 역시 공격 인자로 볼 수 있을 것이다. 또한, 화학적으로는 혈액 내 염증과 관련된 성분들 역시 혈관의 초기 병변을 더욱 악화시킬 수 있는 요인이 된다. 아마도 흡연으로 인해 혈액 내로 침투하는 다양한 염증성 화학물질들을 공격 인자로 분류할 수 있을 것이다.

결핍된 방어 인자는 유전적 요인으로 치밀한 혈관벽 형성에 문제가 되는 경우 및 혈관 노화가 여기에 해당할 수 있다. 사실 뇌동맥류에는 유전적 소인이 어느 정도 관여할 것으로 생각되지만 유년기나 청소년기에 동맥류가 보일 정도로 심각한 혈관 이상이 보이는 경우는 거의 없다. 대개는 유전적 소인이 약한 혈관 이상을 유발하기에, 이것이 청장년기에 혈관을 부풀리는 요인이 되는 게 아닐까 추측한다.

자, 이렇게 보면, 동맥류의 형성과 파열에 대한 대충의 그림이 보이지 않는가? 유전적 소인으로 취약 부위에 동맥류가 형성되기 시작하고 고혈압이나 흡연, 음주가 이것의 형성 및 성장에 연관될 것이다. 이런 환자가 지속적으로 과도한 음주, 흡연을 한다면 급격한 혈압 변화를 보일 것이고 이것이 동맥류를 파열시켜 지주막하출혈을 일으킬 것으로 생각된다. 이런 식으로 병태생리를 제대로 이해하는 게 질병 예방의 첫걸음이다.

―― **핵심 요약 & 실천 지침** ――

· 뇌졸중의 분류 ·

허혈성 뇌졸중 **(뇌경색)**	1) 대혈관질환
	2) 소혈관질환
	3) 심인성 뇌경색
출혈성 뇌졸중 **(뇌출혈)**	1) 뇌실질출혈
	2) 지주막하출혈(거미막밑출혈)

* 뇌졸중은 초기 진료가 중요한 급성 뇌혈관질환으로 '시간이 곧 뇌다'.
* '미니 뇌졸중'이란 없다. 뇌졸중은 전조 증상이 곧 뇌졸중 증상과 같다.
* 뇌경색과 뇌출혈의 원인 질환인 심방세동과 뇌동맥류를 검진을 통해 확인하자.
* 음주와 흡연은 뇌경색 원인 질환을 일으키는 촉매가 될 수 있으니 삼가야 한다.

2장

뇌졸중은
생활 습관병이자
합병증이다

5대 위험 요인과 만성질환

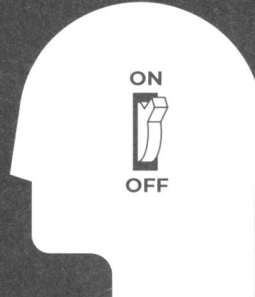

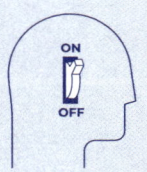

 뇌졸중은 한순간에 발생하는 급성질환이지만, 그 배후에는 다양한 혈관 위험 요인들이 뇌졸중 발생을 위해 오랜 시간 빌드업해온 과정이 숨어 있다. 고혈압, 당뇨병, 고지혈증과 같은 대사질환부터 흡연, 과도한 음주, 운동 부족에 이르는 생활 습관적 요인까지, 뇌졸중은 오랫동안 교정되지 않은 이런 건강상의 취약점이 한순간에 폭발한 결과물이다. 특히, 현대인의 삶은 스트레스, 불규칙한 생활 습관, 과도한 업무 같은 요소들로 인해 뇌졸중의 발생 및 악화 위험을 더욱 증폭시키고 있다. 이런 위험 요인들은 수년에서 수십 년간 혈관에 영향을 주면서 만성염증을 발생시키고,

그 결과로 뇌졸중과 심근경색의 직접적 원인인 동맥경화증이 형성된다. 문제는 이러한 요인들이 대부분 아무런 증상이 없기 때문에 이를 평상시에 조절하기가 쉽지 않다는 것이다. 그럼에도 아주 희망적인 사실은, 본인이 제대로 결심만 한다면, 현대 의학 수준에서 이러한 위험 요인들을 통제하는 건 어렵지 않다는 점이다. 물론 여기에서는 몸의 주인인 환자 본인의 강한 결심과 꾸준한 노력이 전제되어야만 한다.

이번 장에서는 뇌졸중의 주요 혈관 위험 요인들을 체계적으로 분석하고, 이를 통해 건강한 혈관 관리와 뇌졸중 예방의 중요성을 제시하고자 한다. 뇌졸중이라는 질병을 단순한 결과로만 보지 않고, 그 원인과 과정, 그리고 예방책까지 심층적으로 탐구하려면, 혈관 위험 요인이라는 시발점을 제대로 이해하는 것이 필수적이다. 하지만 이 질환들에 대한 잘못된 정보들이 소셜미디어에 난무한 관계로 일반인들이 정확한 지식을 얻는 게 쉬운 일이 아니다. 이번 기회에 그간 잘못 알고 있었을 가능성이 높은 혈관 위험 요인들을 제대로 이해해보도록 하자.

고혈압:
뇌를 망치는 가장 은밀하고 흔한 습관병

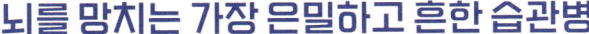

침묵의 살인자, 고혈압

고혈압은 흔히 '침묵의 살인자silent killer'라고 한다. 이 말은 고혈압은 증상을 느낄 수가 없어서 심각성을 모르다가 나중에 뇌졸중, 심근경색과 같은 큰 사건을 일으키는 주범이라는 뜻이다. 그런데 이상하지 않나? 왜 드라마 속에서는 출연자가 화를 내며 뒷목을 잡고 쓰러지는 장면이 자주 등장할까? 이는 고혈압의 증상이 두통이라는 오해를 만드는 잘못된 묘사다. 그런 상황은 스트레스로 인한 두통이 대부분이다. 두통 등으로 힘들면 그때 혈압을 재보면서 높은 혈압을 확인하고, "역시 고혈압 증상이네"라고 확신하곤 한다. 그런데 그게 맞을까?

대부분은 아니다. 고혈압으로 두통이 생긴 게 아니고, 대개 거꾸로 두통 때문에 혈압이 오른 상황이다. 아프거나 통증이 있는 상황에서 우리 몸의 혈압은 당연히 올라간다. 교감신경계가 항진되기 때문이다. 교감신경계가 항진되면 우리 몸은 즉각적인 대응을 할 수 있도록 뇌를 각성상태로 만들고, 심장과 근육에 많은 혈액을 보낸다. 여기에서 혈액은 산소, 영양분 등 각 기관에 필요한 생리화학적 물질을 배송하는 우리 몸의 해결사다. 혈액을 빨리 보내기 위해 맥박이 빨라지고 혈압을 올리는 거다. 즉, 문제 해결을 위한 몸의 반응을 보고 두통의 원인이라고 하는 꼴이다. 비유하자면, 소매치기를 쫓는 경찰을 보고 범인이라고 하는 꼴이다. 그러니 스트레스로 두통이 생겼을 땐 혈압을 재지 않는 게 오히려 낫다. 그럼 고혈압은 언제 어떻게 진단하는 것인가? 아래서 자세히 언급하겠지만, 고혈압 진단이나 모니터링을 위한 혈압 측정은 반드시 '안정된 상태'에서 해야 한다. 신체적, 심리적 증상이 없는 편안한 상태에서 혈압을 측정했는데 높은 경우에 고혈압이라는 진단을 내린다. 외래에서 너무 자주 접하는 오류라서 책에서 꼭 한번 짚고 싶었다. 그럼 이제 뇌졸중의 예방 측면에서 고혈압에 대해 알아보도록 하자.

고혈압이 중요한 이유

고혈압은 혈압이 높은 상태를 의미하지만, 지금 당장 혈압이 높다고 큰 문제가 생기는 경우는 거의 없다. 얼마나 올라도 문제가 없다는 걸까? 일반인 수준에서 수축기 혈압이 200mmHg에 이른다고 해도 혈압 자체로 인한 증상은 거의 생기지 않는다. 물론 정상인이 혈압이 오른다고 이렇게까지 올라갈 리는 없지만, 혈압이 160~180mmHg까지 올랐다고 소스라치게 놀랄 일은 아니라는 말이다. 이런 급성 혈압상승보다, 오랜 시간 동안 만성적으로 높은 혈압이 미치는 해악이 훨씬 크다. 일시적인 혈압상승은 아주 심하지 않으면 우리 몸의 자율신경계 및 혈관의 탄력성으로 완충이 가능하다. 즉 중심 혈압이 높아도 그 혈압을 받는 각 장기들은 장기로 도달하는 혈압을 감소시키는 등 여러 대비를 해서 큰 무리가 가지 않게 하는 것이다.

하지만 정도가 심하지 않더라도 오랜 기간 동안 지속적으로 높은 혈압은 결국 자율신경계의 완충 여력을 넘어가게 되어 우리 몸의 중요 장기를 망가뜨리기 시작한다. 우리 몸의 여러 장기, 뇌, 심장, 폐, 간, 신장 중에서 고혈압에 가장 취약한 장기는 어이없게도 가장 중요한 뇌다. 뇌는 가장 가느다란 모세혈관 수준의 화학적 장벽인 혈액-뇌 장벽blood-brain barrier은 튼튼하나, 그것보다 큰 소동맥 수준의 물리적 장벽은 그렇게 좋은 편은 아니다. 가장 큰 원인은 뇌의 조직압이다. 다른 장기들은 세포 자체가 튼튼해서 이를 통과하는 혈관도 견고한 지지를 받게 된다. 예를 들어 심장과 근육들을 보면 조직세포 자체가 튼튼해서 크게 다치는 경우가 아니면 혈관파열이 스스로 생기는 경우는 거의 없다. 하지만 뇌의 조직압은 거의 물 수준으로 약하다. 심장은 10~20mmHg, 간은 5~10mmHg이지만, 뇌는 -5~0mmHg로 음압이거나 물과 동일한 0mmHg 수준이다. 이런 이유로 만성고혈압은 소혈관질환을 통해 백질 변성을 일으키기 시작하고, 더 심한 경우엔 혈관파열이 발생하게 한다. 이런 식으로 뇌와 뇌혈관의 물리적 단점은 뇌출혈 등의 뇌졸중을 일으키는 데 가장 중요한 역할을 한다.

고혈압은 뇌졸중의 가장 큰 단일 위험 요인으로, 여기서는 집단귀속위험도Population Attributable Risk, PAR로 고혈압의 뇌졸중 기여 수준을 살펴보겠다. 이는 다른 위험 요인의 영향을 보정한, 고혈압만의 순수한 기여율을 통계학적으로 산출한 것이다. 이를 참고하면 뇌경색에 있어서 고혈압의 기여율은 약 35~50%, 뇌출혈에서 고혈압의 기여율은 약 50~70%로 알려져 있다. 이걸 환산하면, 혈압을 지속적으로 단 10mmHg 낮추는 것만으로도 허혈성 뇌졸중의 위험을 20~30% 감소시키고, 출혈성 뇌졸중의 위험은 40~50%나 줄인다는 결과가 나온다.

뇌졸중 외에도, 고혈압은 뇌의 소혈관을 손상시켜 미세한 경색이 누적되면 혈관성치매를 유발한다. 뇌 조직에서는 아밀로이드 축적과 연관된 알츠하이머치매의 발생과도 깊게 연관되어 있다. 뇌 말고도 고혈압은 전신에 미치는 위험 요인이다 보니, 심장에서는 좌심실 비대와 심부전을 유발하고 관상동맥질환의 주요 원인이 되며, 신장에서는 만성 신장 손상을 유발해 투석이 필요한 상태로 진행될 수도 있다. 그러므로 고혈압을 단지 뇌졸중의 위험 요인으로만 인식하면 안 된다. 고혈압은 당신의 수명을 제대로 갉아먹을 '조용한 살인자'가 맞다.

고혈압의 발생과정

고혈압은 다양한 신체적, 환경적 요인에 의해 발생한다. 우선 위에서 언급한 대로 혈압이 올라가는 자연스런 상태를 생각해보자. 스트레스나 긴장된 상태 혹은 자신이 위험하다고 느끼는 상황이 발생하면, 우리 몸은 더 많은 산소와 포도당을 팔, 다리 근육이나 뇌와 같은 부위로 신속히 전달한다. 산소와 포도당은 혈액을 통해 전달되므로 혈액을 많이 전달하기 위해 심장을 빨리 뛰게 하고 혈압을 올리는 것이다. 이렇게 단기적이고 즉각적인 혈압상승은 상황에 따른 생리적 반응이지만, 혈압을 올릴 수 있는 잘못된 생활 습관이 지속되면 만성적인 고혈압으로 이어질 수 있다.

예를 들어, 짠 음식이나 매운 음식을 과도하게 지속적으로 섭취하는 식습관은 체내 염분의 농도를 높이고 교감신경계를 흥분시켜서 혈압을 증가시키는 원인이 된다. 과도한 염분 섭취가 고혈압을 일으킨다는 건 일반인도 아는 상식이지만, 사실 그 원리는 과학적으로 아직 명확히 밝혀지지 않았다. 많은 이들이 염분이 삼투압의 증가를 일으키므로 혈관 안에 혈액량이 증가해서 혈압이 상승한다고 생각한다. 하지만 짜게 먹는다고 혈액 내 염분(소듐 혹은 나트륨)이 큰 폭으로 올라가지도 않고, 그러한 상승이 삼투압 증가를 일으키지도 않는다. 오히려 의학적으로는 염분 상승이 교감신경계의 항진으로 이어진다는 설이 더 유력하다. 하지만 이 책은 과학책이 아니니 자극적 음식의 지속적 섭취가 고혈압을 유발한다는 정도만 알고 있자.

염분보다 더 중요한 고혈압의 원인은 비만이다. 살이 찌면, 혈액을 보내야 할 세포가 늘어나는 것이니 당연히 혈액이 많이 필요하게 된다. 더 많은 혈액을 보내려면 심장과 혈관이 더 커져야 혈압을 유지할 텐데 그럴 수는 없으니, 심박수와 혈압을 올리는 방향으로 몸이 적응하게 된다. 즉, 비만에서 고혈압은 당연한 수순이라는 말이다.

하지만 이런 상태가 지속되어도 20~30대까지는 혈관의 탄력성으로 비가역적 변화가 아직은 오지 않은 기능적 고혈압 상태다. 교감신경계 항진이나 몸의 변화, 불규칙한 생활 습관으로 인해 혈압이 높아졌어도 아직은 감당할 수 있는 상황이라, 얼마든지 약물 없이 개인의 노력에 의해 원래 상태로 돌아갈 수 있다. 혈압이 너무 높아서 어쩔 수 없이 혈압약 복용을 시작했어도, 원인이 해소되면 혈압이 떨어지게 되니 혈압약을 중단하는 게 얼마든지 가능하다. 예를 들어, 비만으로 고혈압이 된 사람이 다이어트 이후 정상혈압으로 돌아오게 되는 건 흔하게 보는 일이다. 지속적인 건강 식단과 운동으로 정상혈압이 되는 사람들을 주변에서 많이 보았을 것이다. 그러니 고혈압 약물을 한번 복용하면 중단할 수 없다는 건 낭설이다. 혈압이 떨어졌을 때 혈압약 중단을 시도하는 건 의사가 반드시 해야 할 일이다. 다만 우리나라는 과잉 진료가 만연해서 약을 중단하지 않으려는 의사가 많다는 사실은 부인하기 힘들다.

하지만 위의 위험 요인이 지속되거나, 오랫동안 높은 혈압을 조절하지 않으면 결국 비가역적 상태인 기질적 고혈압으로 넘어가게 된다. 기능적 고혈압이라 하더라도 이 상태가 오래 유지되면, 높은 혈압 자체가 물리적으로 혈관벽을 손상시키고 세동맥과 소동맥에 칼슘 성분이 쌓이면서 경화증을 유도하게 된다. 이 단계가 기질적 고혈압이고, 이 단계가 되면 사실 혈압약이 필요하며, 중단하기도 힘들어진다. 그러니 이 단계가 되기 전에 원인을 잘 조절해 혈압을 정상화해야 한다. 하지만 기질적 고혈압 상태에서도 초기에만 잘 대응하면 최소한의 약물로 평생 잘 조절할 수 있으니 너무 걱정하지 않아도 된다. 한번 약을 쓰면 중단할 수 없으니 최대한 늦게 써야 한다는 민간 담론이 있는데, 이는 절대 틀린 말이다. 높은 혈압을 유지하면 할수록 혈관의 물리적 손상은 점점 더 심해지기 때문에 나중엔 약물을 서너 개 써도 조절되지 않는 지독한 '저항성 고혈압'이 될 가능성이 높다. 초기에 잘 조절하면 오히려 약을 중단할 기회가 생기나, 약을 늦게 쓰면 더 많은 약물에 고생하게 될 가능성이 높다. 의학적으로 논리적으로 이성적으로 판단하시길 바란다.

고혈압의 정확한 진단

고혈압은 많은 사람이 잘 알고 있는 질환임에도 불구하고, 여전히 전 세계적으로 '과소' 진단되고 '과소' 치료되고 있다. 혈압을 낮추기 위한 약물이 더는 필요가 없을 정도로 충분히 개발되어 있고, 충분히 저렴한데도 여전히 과소 진단과 치료가 되는 건 참 아이러니하다. 이건 고혈압 진단에 대한 잘못된 인식과 혈압약에 대한 과다한 공포와 관련이 있을 것이다. 어떤 질환도 마찬가지지만, 조기진단이 최소 치료의 첩경이다.

우리나라에서 고혈압의 진단은 대한고혈압학회의 지침을 참

	고혈압 측정의 세 가지 원칙
측정 환경	환자는 등받이가 있는 의자에 앉아 등을 기대고, 다리를 꼬지 않으며, 위팔을 심장 높이에 위치시켜야 한다. 최소 5분간 안정된 상태를 유지한 후 측정을 시작한다.
측정 절차	1~2분 간격으로 두 번 측정하며, 두 측정 값이 10mmHg 이상 차이가 나면 추가 측정을 권장한다. 마지막 두 번의 측정값을 평균해 기록한다.
양팔 측정	병원 첫 방문 시 양팔의 혈압을 모두 측정하고, 더 높은 혈압을 보이는 팔을 기준으로 한다.

고하면 되는데, 여기서는 나의 의견을 더해서 쉽게 설명해보겠다. 기본적으로 고혈압 진단은 너무 쉬우니, 반드시 병원에 가서 정식으로 측정해야 한다는 고정관념부터 버리도록 하자.

병원에서 혈압을 측정하는 경우 위 표의 세가지 원칙을 지키자. 물론 이 원칙은 의료진이 지켜야 하는 것이긴 하다.

나는 병원보다는 집에서 자주 혈압을 측정해서 고혈압을 진단해보길 강력히 추천한다. 가정 혈압 측정은 검증된 자동혈압계를 사용해 아침 기상 후 한 시간 이내와 저녁 잠자리에 들기 전에 각각 두 번씩 측정한다. 측정 전에는 최소 5분간 명상 등 안정상태를 유지해야 한다.

과거에는 수은혈압계를 사용해서 의료진이 청진기로 측정하는 걸 원칙으로 했다. 지금도 그게 맞다고 생각할 것 같은데, 사실은 아니다. 수은의 환경독성 문제로 수은혈압계 생산이 더는 허가되지 않고 있다. 게다가 지금은 전자식 자동혈압계가 아주 정확하고 편리해서 병원에서도 자동혈압계를 주로 사용한다. 그러니 인터넷쇼핑을 이용해서 약 5만 원 수준의 팔뚝 혈압계를 구입하면 된다. 절대 고가의 혈압계를 구입할 필요가 없다.

우리나라의 진료실 고혈압의 정의는 수축기 혈압이 140mmHg 이상 또는 이완기 혈압이 90mmHg 이상이다. 가정 혈압에서는 135/85mmHg 이상으로 정의한다. 이 기준은 사실 전 세계적으로 우리나라가 제일 관대한 편이라 미국은 130/80mmHg를 기준으로 한다. 사실 집에서 수축기 혈압이 130mmHg 이상 나오면 고혈압 가능성이 높다고 판단하는 게 좋다.

진료실에서 흔한 상황은 '백의 고혈압'이다. 여기서 '백의'란 의사의 하얀 가운을 의미한다. 즉, 병원에 올 때마다 본인도 모르게 긴장하면서 혈압이 올라가지만, 진료실 밖에서는 정상범위인 경우를 말한다. 사실 고혈압보다는 좋지만, 정상이라고 생각하면 안 된다. 평상시 혈압 변동성이 큰 사람인데, 이 상태로도 혈관 건강에 좋지는 않다. 또한, 결국 고혈압으로 이행되거나 진성 고혈압임에도 과소 치료의 원인이 되는 경우가 많다.

고혈압의 치료 원칙

기본적으로 모든 고혈압 환자는 생활 습관 교정을 시작해야 한다. 염분 섭취를 줄이고, 체중감량 및 규칙적인 운동을 병행하고, 금연, 스트레스 관리를 하는 등 건강한 생활 습관이 필수다. 이런 방법을 6개월 이상 지속했음에도 혈압이 교정되지 않으면 약물치료를 고려해야 한다. 동맥경화증이 심하거나 뇌졸중 당시 고혈압을 진단받은 사람은 처음부터 약물치료를 시작해야 한다.

고혈압 약물 소개

고혈압은 의학적으로 카테고리의 첫 글자를 기준으로 편의상 A, B, C, D로 나눈다. 의학적 기준에 맞춰 해당 약물을 간단히 소개하도록 하겠다.

A: 안지오텐신 관련 약물

ACE 억제제 계통으로 캡토프릴, 에날라프릴, 리시노프릴, 라미프릴이 있고, 안지오텐신 수용체 억제제 계통으로는 로사르탄, 발사르탄, 칸데사르탄, 피마자르탄 등이 있다. 이 약물군은 레닌-안지오텐신-알도스테론 시스템RAAS을 차단해 혈관을 확장시키고 혈압을 낮추는데, ACE 억제제는 안지오텐신 I이 안지오텐신 II로 전환하는 것을 억제하고, 안지오텐신 수용체 억제제는 안지오텐신 II가 수용체에 결합하는 것을 차단한다.

이는 대다수 고혈압 환자들에게 안전하고 광범위하게 사용되는 약물이다. 단백뇨를 감소시켜 신장 보호 효과가 뛰어나고, 심뇌혈관질환 예방 효과가 입증되었지만, ACE 억제제는 마른기침을 유발할 수 있다는 단점이 있다. 반면 안지오텐신 수용체 억제제는 기침 부작용이 없고 안전하게 잘 사용된다.

B : 베타차단제

주요 약물로는 메토프로롤, 아테놀롤, 카르베딜롤 등이 있다. 이 약물군은 베타-아드레날린 수용체를 차단해 심박수와 심박출량을 감소시키며 혈압을 낮추기 때문에 주로 심혈관질환 환자에게 많이 처방한다. 천식 등 폐질환 환자에게 비선택적 베타차단제 사용 시 문제가 될 수 있다.

C : 칼슘길항제

여기엔 디하이드로피리딘(DHP) 계통으로 암로디핀, 니페디핀 등이 있고, 비DHP 계통으로는 베라파밀, 딜티아젬 등이 있다. 이들은 칼슘 이온이 혈관 평활근과 심근 세포로 유입되는 것을 억제해 혈관을 확장시키고 심박수를 조절하는 작용기전을 가지고 있다. 특히 DHP 계통은 혈압 강하 효과가 뛰어나며 신장 혈류를 증가시키는 효과가 있고, 비DHP는 심박수 조절에 적합하다. 다만 DHP 계통에서 말초, 특히 하지부종은 흔한 부작용이고, 비DHP는 서맥과 심부전 위험이 있다.

D : 이뇨제 Diuretics

여기엔 티아지드계 이뇨제로 하이드로클로로티아지드, 클로르탈리돈 등이 있고, 루프 이뇨제엔 푸로세미드, 토라세미드 등이 있으며, 칼륨보존이뇨제엔 스피로놀락톤, 에플레레논 등이 있다. 이 약물들은 신장에서 나트륨과 물 배설을 증가시켜 혈액량을 감소시키고 혈압을 낮추는 기전을 가지고 있다. 비용 대비 효과가 뛰어나며 경증 고혈압에 적합하고, 칼륨보존이뇨제는 저항성 고혈압 환자에게 유용하다. 신부전 환자에게는 조심해서 처방해야 한다.

일반적으로 젊은 환자나 당뇨환자는 A 분류의 약물이 선호되고, 노인에서는 C와 D가 선호된다. 뇌졸중 환자나 그 예방을 위해서는 A, B, C, D 모두 사용할 수 있지만, 동반된 질환이나 혈압 수준에 따라 결정하게 된다.

고혈압은 무증상이지만, 뇌졸중 및 심혈관질환의 가장 큰 위험 요인이다. 정기적인 혈압 측정, 적절한 치료, 그리고 생활 습관 개선은 고혈압의 악순환을 끊고 건강을 유지하는 가장 효과적인 방법이다. 특히 전자혈압계를 활용한 올바른 혈압 측정은 정확한 진단과 관리에 꼭 필요하다. 고혈압 관리가 뇌졸중 예방의 핵심임을 잊지 말아야 한다.

당뇨:
단맛 뒤에 숨은 독을 조심하라

만성질환의 양대 산맥, 당뇨

당뇨병은 인슐린 분비의 부족이나 작용 저하로 인해 혈당이 비정상적으로 상승하는 만성 대사질환이다. 이 질환은 1형 당뇨병과 2형 당뇨병으로 구분되며, 1형 당뇨병은 주로 자가면역반응에 의해 인슐린의 생산을 담당하는 췌장의 베타세포가 손상되어 발생하고, 2형 당뇨병은 인슐린저항성과 베타세포 기능저하가 복합적으로 작용해 나타난다. 더 간단히 설명하자면, 1형 당뇨는 인슐린이 없어서 생기는 질환이고, 2형 당뇨는 우리 몸이 인슐린의 명령을 잘 안 들어서 생기는 병이다. 그래서 1형 당뇨는 인슐린이 없기에 무조건 처음부터 인슐린을 처방하는 치료를 하게 되고, 2형 당뇨는 안 듣는 인슐린의 처방을 최대한 나중으로 미루고, 인슐린저항성을 낮추는 경구 약제 처방을 우선적으로 하게 된다.

뇌졸중의 위험 요인으로 거론되는 당뇨병은 대부분 2형 당뇨를 의미한다. 2형 당뇨병은 고혈압처럼 초기 단계에서 대부분 무증상이라는 점이 특히 문제가 된다. 많은 환자가 당뇨 합병증이 발생한 후에야 비로소 당뇨병 진단을 받는 경우가 흔한데, 당뇨병의 이러한 특성은 조기 발견과 관리를 더욱 어렵게 만든다.

전 세계적으로 당뇨병 환자는 꾸준히 증가하고 있으며, 우리나라의 증가율은 더욱 심각한 수준이다. 당뇨병은 고혈압과 함께 개인 건강뿐만 아니라 사회적비용 측면에서도 막대한 부담을 주고 있는 만성질환의 양대 산맥이다. 당뇨병은 전신에 영향을 주는 질환이다 보니, 단순히 혈당조절이 문제가 아니라 심혈관질환, 신장병증, 망막증과 같은 다양한 합병증의 주요 원인이 된다. 여기서는 뇌졸중 예방의 측면에서 당뇨병의 정의, 발생 기전 및 진단 방법, 그리고 치료 방법에 대해 간략히 살펴보겠다.

당뇨병의 발생과정

당뇨병은 모든 세포의 에너지원이 되는 혈당, 즉 포도당의 혈액 내 수치를 적절한 수치(공복 기준 126mg/dL) 이하로 억제하지 못하는 만성질환을 말한다. 이 중 2형 당뇨병은 인슐린저항성과 췌장 베타세포 기능저하라는 두 가지 핵심 요인으로 인해 발생한다.

인슐린은 췌장의 베타세포에서 생성되며 혈액 내 포도당을 혈관 밖의 조직세포로 이동시켜 에너지원으로 사용하도록 작용하는 필수 호르몬이다. 하지만 2형 당뇨병에서는 이 과정이 제대로 이루어지지 않아서 세포들이 인슐린의 작용에도 반응성이 떨어지는 저항성을 나타내기 시작한다. 즉, 간, 근육, 그리고 지방조직이 인슐린의 신호를 무시하거나 약하게 반응하게 되며, 결과적으로 혈액 내에 포도당이 축적되어 혈당이 올라간다. 이를 보상하기 위해 췌장은 더 많은 인슐린을 분비하지만, 지속적인 과량 생산으로 인해 췌장 베타세포가 손상되면서 기능이 떨어지게 된다.

인슐린저항성은 다양한 요인에 의해 촉진되는데, 그중 비만은 매우 중요한 역할을 한다. 특히 복부 지방에서 나오는 지방산들이 세포의 저항성에 핵심 역할을 하며, 지방세포에서 분비되는 염증성사이토카인은 인슐린의 신호전달을 방해하면서 저항성을 더욱 악화시킨다. 비만으로 유발된 체내의 만성염증 상태 또한 인슐린 작용을 억제하고 췌장 기능을 손상시키는 데 기여한다. 가만 생각해보면, 기존에 알던 지식과 다르지 않은가? 당뇨병의 발생 원인이 포도당이 아니라니. 포도당은 필수 영양분으로 우리 몸에 절대 없어서는 안될 물질이고, 이 수치를 올리는 원인은 애초에 지방독성에 의한 인슐린저항성이다. 당뇨병의 독성은 포도당이 만들지만 원인은 포도당이 아니라는 말이다. 따라서 초기 당뇨병을 완치하려면 포도당을 해결해야 하는 게 아니고 지방독성을 해결해야만 한다.

당뇨병의 병리적 영향

다시 말하지만 혈당을 이루는 포도당은 생체 내에서 에너지원으로 사용되는 필수 물질이다. 그런데 이게 높은 게 도대체 왜 문제가 되는 걸까? 전형적인 과유불급 사례. 적으면 저혈당으로 사망하지만, 너무 많으면 세포에서 염증을 일으키는 주된 원인이 된다.

2형 당뇨병의 병리적 영향을 간단히 살펴보자. 지속적인 고혈당은 당화최종산물advanced glycated endproducts, AGEs의 형성을 촉진한다. 이게 뭔가 하면, 포도당이 혈액 내에 있는 다양한 단백질, 펩타이드, 무기질 등과 결합된 형태를 말한다. 포도당이 너무 많아서 생성되는 물질이고, 이런 물질은 몸에서 원하는 물질이 아니므로 좋은 영향은 별로 없다. 필요하지 않은 물질이 너무 많다 보니 이것이 혈관벽에 축적되어 염증반응과 산화스트레스를 유발하며, 혈관의 강직성을 증가시키는 원인이 된다. 그 결과로 동맥경화증을 일으키거나 이를 가속화하고, 혈관내막 파열로 인한 심혈관질환과 뇌졸중의 위험을 높인다. 추가로 이들 물질은 혈관 내피세포를 손상시켜 혈관 자율 조절 능력을 저하시켜 고혈압을 악화시키고 기립성 저혈압으로 인한 실신 등의 합병증을 일으키기도 한다. 한마디로 당뇨병의 해악은 '당화최종산물로 인한 만성염증'이라고 정의할 수 있다. 이런 만성염증에 의해 동맥경화증이 악화되는 것이 뇌졸중 발생에 중요한 역할을 하는 것이다.

2형 당뇨병의 발생 원리와 병태생리는 단순히 인슐린저항성에만 국한되지 않는다. 이는 비만, 염증, 유전적 요인 등 다양한 요소가 복합적으로 작용해 신체 대사와 혈관 건강에 광범위한 영향을 미치는 복잡한 질병이다. 이러한 병리적 과정을 이해함으로써 당뇨병 예방과 치료를 위한 보다 효과적인 전략을 수립할 수 있다.

당뇨병의 정확한 진단

당뇨병 진단에 있어서 가장 큰 특징은 초기 단계에서 이를 증상으로 느끼는 경우가 거의 없다는 점이다. 대부분 무증상이다. 많은 환자들이 합병증, 심지어 뇌졸중으로 입원할 때 처음 당뇨병을 진단받는 경우도 많아서 조기 발견과 진단의 중요성이 더욱 부각된다.

당뇨 고유의 증상이 나타나는 경우에도 대개는 고혈당이 상당히 진행된 뒤에야 관찰된다. 흔히 보고되는 증상으로는 다뇨와 목마름, 체중감소, 피로, 시야 흐림 등이 있다. 혈당이 높아지면 신장은 과도한 포도당을 배출하려고 하는데, 포도당이 배출될 때 다량의 수분이 같이 나가게 된다. 이는 삼투압 성질에 의한 것으로 포도당은 염분 다음으로 물을 끌고 다니는 성질이 크다. 이로 인해 다뇨와 목마름 등의 증상이 생길 수 있다. 또 체내 포도당이 제대로 사용되지 못해 에너지 부족 상태가 지속되면, 체중 및 체력이 감소하게 되어 피로감이 발생한다. 그러나 이러한 증상은 그렇게 심한 편은 아니라서 당뇨 진단 지연의 흔한 원인이 된다.

당뇨의 진단 기준은 아래와 같다.

당뇨의 진단 기준

- 당뇨병의 전형적인 증상(다음, 다뇨, 설명되지 않는 체중감소 등)과 식사와 관계없이 측정한 혈장 혈당이 200mg/dL 이상

- 8시간 공복 혈장 혈당이 126mg/dL 이상

- 75g 경구 포도당 부하검사에서 2시간 혈장 혈당이 200mg/dL 이상

- 당화혈색소 수치가 6.5% 이상

예전에 당뇨는 혈당을 측정해서 진단했다. 공복혈당 검사나 경구 포도당 부하검사는 현재 혈당 상태를 반영하며, 지금도 당뇨병 진단에서 여전히 중요한 역할을 한다. 8시간 이상 공복 후 측정한 혈당이 126mg/dL 이상이거나, 75g 경구 포도당 부하검사에서 2시간 후 혈당이 200mg/dL 이상이면 당뇨병으로 진단된다. 그러나 최근 들어 당화혈색소(HbA1c)의 중요성이 더욱 부각되고 있다. HbA1c는 혈중 헤모글로빈이 포도당과 결합된 형태로, 당화최종산물 중 하나다. 이 수치가 만성적인 고혈당을 안정적으로 잘 반영한다는 연구 결과가 나오면서 지금은 당뇨 진단의 한 축으로 자리 잡았다. 당화혈색소는 일반적으로 6주 정도의 혈당 수치를 반영한다고 알려진다. 6.0%를 넘지 않으면 정상으로 진단하며, 6.0~6.5%는 당뇨 전 단계로 분류된다. 6.5%를 넘으면 비로소 당뇨로 진단하게 되는데 이 수치가 클수록 심각한 당뇨로 간주된다. 혈당은 당시 상황만 반영한다는 점에서 당뇨 진단에 부정확한 경우가 많다. 당뇨가 아니어도 과식을 한 경우 일시적으로 고혈당이 생겨서 당뇨로 오진될 수 있으나, 당화혈색소는 그런 단점이 거의 없다고 볼 수 있다.

당화혈색소는 단순히 과거 혈당 수치를 추적하는 것 이상의 가치가 있어서, 당뇨 치료의 효과를 모니터링하는 데 가장 중요한 지표로 활용 중이다. 또한 합병증 위험을 예측하는 데도 아주 유용해서, HbA1c가 높을수록 망막병증, 신장병증, 심혈관질환과 같은 당뇨병 합병증의 위험이 급격히 증가한다. 게다가 HbA1c 검사는 식사 시간이나 단기적인 혈당 변동에 영향을 받지 않기 때문에, 실제 검사할 때 금식도 필요 없으며, 환자나 의료진 모두에게 실용적이고 신뢰할 수 있는 정보를 제공한다. 당뇨병이 무증상으로 진행될 수 있다는 점을 고려할 때, 정기적인 검사를 통해 조기에 진단하고 적절히 대응하는 것이 필수적이다. HbA1c와 같은 장기적 평가도구는 환자가 자신의 상태를 더 잘 이해하고, 필요한 경우 적극적인 치료 계획을 세우는 데 도움을 준다.

당뇨병이 뇌졸중에 미치는 영향

당뇨병은 뇌경색과 뇌출혈에 서로 다른 영향을 미친다. 두 뇌졸중 아형 모두에서 당뇨병이 일정한 역할을 하지만, 그 기여도와 병리적 기전은 뚜렷하게 구분된다. 뇌경색에서는 당뇨병이 주요 위험인자로 작용하는 반면, 뇌출혈에서는 그 영향이 상대적으로 제한적이고, 심지어 뇌경색 안에서도 혈관 크기에 따라 다른 영향을 미친다.

먼저 뇌경색은 당뇨병의 아주 흔한 합병증이다. 이미 언급한 대로, 당뇨병은 지속되는 고혈당으로 혈관 내피세포를 손상시키고 죽상경화증을 촉진한다. 고혈당 상태에서 형성된 당화최종산물은 혈관벽에 축적되어 염증반응과 산화스트레스를 유발한다. 이러한 병리적 변화는 동맥경화를 가속화하고, 혈관의 협착이나 폐색 및 동맥경화반 파열을 통해 뇌경색 발생 위험을 증가시킨다. 이에 덧붙여서, 당뇨병은 혈액 내에서 여러 기전을 통해 혈전형성을 촉진하기 때문에, 결과적으로 뇌경색에서 더 큰 혈전을 만드는 데도 기여한다.

이처럼 당뇨병은 대혈관 죽상경화증에 강력한 위험인자로 작용하는 반면, 소혈관 동맥경화증 뇌경색엔 상대적으로 영향이 덜한 편이다. 영향이 없는 것은 아니지만 이 혈관에서는 상대적으로 고혈압과 고령의 영향이 훨씬 크다. 하지만 소혈관을 넘어서 모세혈관 수준으로 혈관이 작아지면 당뇨병은 혈액 점도 증가로 인해 국소적인 혈류 순환에 장애를 일으킨다. 이로 인해 국소적인 조직 손상이 생겨 전체적인 장기 기능을 감소시키는데, 이런 기전으로 인해 당뇨병성 망막증, 신경병증, 신장질환이 발생할 수 있다. 원래 이 세 가지 질환은 당뇨병에 따른 대표적 합병증으로 알려져 있다. 하지만 재차 말하건대, 당뇨병은 뇌졸중 심근경색 등 대혈관 죽상경화증에 더 영향이 크다.

뇌출혈에 미치는 당뇨병의 영향은 훨씬 적은 편이다. 뇌실질출혈은 소혈관 동맥경화증으로 인한 혈관파열로 발생하는데, 여기서는 고혈압, 음주와 담배 등으로 인한 혈관벽의 구조적 약화가 중요한 영향을 끼친다. 당뇨병의 혈관 영향은 주로 대혈관에서 나타나는데 대혈관은 어지간해서는 파열되지 않는다(대혈관은 혈관벽이 두꺼워서 뇌동맥류 등의 변성이 생겨야 비로소 파열된다). 이와 대조적으로 뇌실질출혈은 소혈관의 파열로 발생하는데, 이때 당뇨병은 고혈압의 영향을 보조하는 수준에 불과하다. 실제로 당뇨병 환자에게서 뇌실질출혈이 약간 증가할 수 있지만, 이 증가가 뚜렷한 주요 요인으로 작용하지는 않는다.

당뇨병의 치료 방법

당뇨병의 치료 원칙은 혈당을 정상범위에 가깝게 유지해 합병증 발생을 예방하고, 환자 삶의 질을 개선하는 것이다. 생활 습관 개선은 필수로서, 먼저 균형 잡힌 식단을 통한 식단 조절이 필요하다. 저당, 저지방, 고섬유질 음식을 섭취를 권장하며, 혈당 지수가 낮은 음식을 선택하고 일정한 식사 시간에 적정량을 섭취해야 한다. 규칙적인 신체 활동은 인슐린 감수성을 높이고 혈당조절에 도움을 주기 때문에, 걷기, 자전거 타기 등의 유산소운동과 근력운동을 병행해 주당 최소 150분 이상 중강도의 운동을 권장한다. 비만인 경우엔 체중 관리만 하면 당뇨가 정상화되는 경우도 많으니, 체중 관리를 통해 인슐린저항성을 개선하도록 한다.

당뇨병의 유형과 환자의 상태에 따라 약물치료가 필요하다. 2형 당뇨병은 경구혈당강하제와 주사제(GLP-1 유사체, 인슐린) 등이 사용되는데, 1형 당뇨병은 췌장 베타세포가 파괴되어 인슐린 생산 자체가 불가능한 상태이므로 인슐린 치료가 필수적이다. 기본적인 치료 목표는 공복혈당과 식후 혈당을 정상화하고, HbA1c를 7% 미만으로 유지하는 것이다. 동시에 혈압은 130/80mmHg 미만으로 관리하고 LDL 콜레스테롤을 낮추기 위해 기본적으로 스타틴을 사용하는 것이 추천된다.

당뇨의 약물치료로는 1차 치료제로 대개 메트포르민이 추천되는데, 메트포르민은 인슐린 감수성을 개선하며 간에서의 당 생성을 억제하는 아주 좋은 효과가 있다. 저렴할 뿐만 아니라 당뇨 악화 예방 등 좋은 기전이 많아 대부분의 환자에게 초기 약물로 권장되고 있다. 당뇨가 악화되어 메트포르민 단독으로 혈당조절이 어려운 경우 2차 약물이 추가되는데, 이 경우엔 환자의 상태에 따라 다양한 약물이 추천된다. 우선적으로 SGLT-2 억제제나 GLP-1 수용체 작용제가 선호되지만 DPP-4 억제제나 티아졸리딘디온도 아주 좋은 선택이다. 이렇게 해도 조정이 되지 않으면 설폰요소제나 인슐린이 사용되기도 한다. 하지만 이들 약물은 췌장의 수명에 영향을 끼치니 가급적 이 앞 단계에서 적극적으로 조절하는 게 좋다.

아래는 당뇨병 약물을 간단히 분류한 것이다.

- **비구아나이드**: 대표 성분은 메트포르민이다. 간에서 포도당 신생합성을 억제하고, 인슐린 감수성을 증가시킨다(근육과 지방조직에서 포도당 흡수 증가). 장에서 포도당 흡수를 억제하는 기전을 가진다.

- **설폰요소제**: 대표 성분으로서 글리메피리드, 글리클라자이드, 글리벤클라미드, 클로르프로파미드가 있고, 췌장의 베타세포에서 ATP-의존성 칼륨채널을 차단해 인슐린 분비를 촉진하는 기전을 가진다. 혈당 비의존적으로 작용하기에 약효는 강하지만 저혈당 위험이 높다.

- **글리닌**: 대표 성분으로서 레파글리니드, 나테글리니드가 있고, 설폰요소제와 유사하지만 식사 후 단기간 인슐린 분비를 촉진하는 기전을 가진다. 빠르게 작용하고 반감기가 짧아 식후 혈당조절에 유용하다.

- **티아졸리딘디온**: 대표 성분으로서 피오글리타존, 로시글리타존이 있고, PPAR-γperoxisome proliferator-activated receptor gamma를 활성화해 인슐린저항성을 감소시켜 근육, 지방, 간에서 포도당 흡수를 증가시키는 기전을 가진다.

- **DPP-4 억제제**: 대표 성분으로서 시타글립틴, 사크사글립틴, 리나글립틴, 알로글립틴이 있으며, 인크레틴 호르몬(GLP-1, GIP)의 분해를 억제

해 인슐린 분비를 촉진하는 기전을 가진다.

- **SGLT-2 억제제:** 대표 성분으로서 다파글리플로진, 카나글리플로진, 엠파글리플로진, 에르투글리플로진이 있으며, 신장의 근위세뇨관에서 포도당 재흡수를 억제하고, 소변을 통해 과도한 포도당 배출을 유도하는 기전을 가진다.

- **GLP-1 수용체 작용제:** 대표 성분으로서 리라글루타이드, 둘라글루타이드, 세마글루타이드, 터제파타이드가 있으며, GLP-1 수용체를 활성화해 인슐린 분비를 촉진하는 기전을 가진다. 글루카곤 분비 억제, 위 배출 지연을 통한 식욕감소 및 체중감소 효과로 비만치료제로 인기가 많다.

- **알파-글루코시다제 억제제:** 대표 성분으로서 아카보즈, 미글리톨이 있고, 소장에서 탄수화물 분해 효소(알파-글루코시다제)를 억제하고 포도당의 흡수를 지연시켜 식후 혈당 상승을 억제하는 기전을 가진다.

- **인슐린 제제:** 속효성인슐린으로 인슐린 아스파트, 리스프로, 글루리신, 중기 작용 인슐린으로 NPH 인슐린, 장기 작용 인슐린으로 인슐린 글라진, 데글루덱, 인슐린 데터미르가 있고, 체내 인슐린을 대치해 혈중 포도당 농도에 따라 세포 내 포도당을 흡수하고 저장을 촉진하는 기전을 가진다.

당뇨병은 단순한 혈당조절의 실패를 넘어, 신체 전반에 걸쳐 다양한 영향을 미치는 복합적인 질환이다. 특히 초기에는 증상이 거의 없거나 경미하게 나타나기 때문에, 무증상 상태에서 질병이 점진적으로 진행될 수 있다는 점에서 심각성이 크다. 결국 당뇨병은 조기 발견과 체계적인 관리만이 해답이다. 당뇨병이라는 고혈압에 이은 또 다른 침묵의 살인자를 통제하는 열쇠는 우리가 얼마만큼 그 질병을 이해하고 예방하며, 적극적으로 대응하는지에 달려 있다. 이는 단순히 개인의 건강을 위한 일일뿐 아니라, 더 큰 사회적비용을 줄이는 데 기여하는 중요한 실천이다.

고지혈증:
기름진 피는 뇌로 가는 길을 막는다

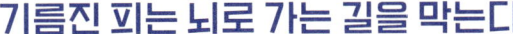

콜레스테롤의 생리를 알아야 한다

고지혈증은 뇌졸중의 주요 위험 요인 중 하나로, 특히 뇌경색의 발생과 밀접한 관련이 있다. 고지혈증이란 혈액 내 콜레스테롤, 특히 저밀도지질단백질(LDL) 콜레스테롤이 과도하게 증가한 상태를 말한다. LDL 콜레스테롤은 혈관벽에 쌓여 죽상경화반을 형성하고, 이 혈관 내 종괴가 점차 커지면서 혈관을 좁아지게 만들어(혈관 협착) 혈류를 방해하며 심한 경우 완전히 막히게 하기도 한다. 죽상경화반의 파열로 혈전이 형성될 경우 혈관을 완전히 막아 뇌로 가는 혈류를 차단하면서 뇌경색을 유발한다. 콜레스테롤은 죽상경화반의 지질 핵심에 침착된 성분이므로, 고지혈증은 죽상경화증의 가장 직접적이고 중요한 위험 요인이라고 볼 수 있다.

이외에도 고지혈증은 혈관의 전반적인 건강을 악화시키며, 다른 뇌졸중 위험 요인과 상호작용해서 건강위험을 증폭시킨다. 예를 들어, 고지혈증은 고혈압, 당뇨병과 함께 대사증후군의 일부로서 작용하며, 이러한 상태들은 서로 연관성을 가지면서 뇌졸중, 심근경색, 사지혈관질환 등의 발생 가능성을 더욱 높인다. 한편 고지혈증과 뇌경색의 연관성은 명백하지만, 뇌출혈과의 관계는 상대적으로 약하고 오히려 보호 효과가 있다는 보고도 있다. 하지만 이런 내용은 아직까지 학술적으로 논란이 있으므로 여기서 자세히 설명하지는 않겠다. 무엇보다 고지혈증은 뇌졸중 예방을 위해 관리가 반드시 필요한 아주 중요한 위험 요인이라는 점을 잘 인식하기 바란다.

고지혈증이 도대체 혈관 건강에 왜 안 좋은지 제대로 이해하려면, 고지혈증의 주인공인 콜레스테롤의 생리와 병리를 잘 알아야만 한다. 콜레스테롤이 생리적으로 어떻게 이용되고 몸에서 어떻게 대사되는지 하나하나 짚어보도록 하자.

콜레스테롤이란?

콜레스테롤은 지질의 한 종류로, 적당량일 경우, 우리 몸에서 아주 중요한 역할을 하는 물질이다. 지질이란 물과 섞이지 않는 비극성 물질로, 비극성 물질이란 물처럼 전기가 통하는 극성 물질과는 상반된 특성을 가진 물질을 말하는데, 일반적으로 기름이나 버터 같은 모든 비극성 생체 물질을 일컫는다. 지질에는 지방과 지방산처럼 에너지원으로 활용되는 성분이 있고, 콜레스테롤처럼 몸이나 물질의 구조를 이룰 뿐 에너지원으로는 쓰이지 않는 성분도 있다.

콜레스테롤은 부정적인 이미지가 강하지만, 사실은 생명 유지에 필수적인, '절대' 불가결한 영양소다. 우리 몸에서 콜레스테롤이 없으면 생존 자체가 불가능할 정도로 아주 중요한 생리적 기능을 수행한다. 비타민이나 오메가-3 등은 필수적인데도 음식물을 통해 섭취해야 하고 자체 생산 능력이 없는 반면, 콜레스테롤은 우리 몸의 모든 세포가 스스로 생산할 수 있는 능력을 가지고 있다. 사실 인간뿐 아니라 포유류의 모든 세포들은 외부 도움 없이 콜레스테롤을 합성할 수 있다.

콜레스테롤이 우리 몸에서 하는 기능은 크게 세 가지다. 첫째, 콜레스테롤은 모든 세포막을 이루는 주요 구성 요소 중 하나다.* 사람의 세포막은 인지질(생체막의 주요 성분으로 인을 포함하는 지질) 이중층으로 이루어져 있는데, 세포질을 보호하고 필요한 물질을 선별적으로 받거나 노폐물을 외부로 보내기 쉬운 구조다.

* 세포막의 구조

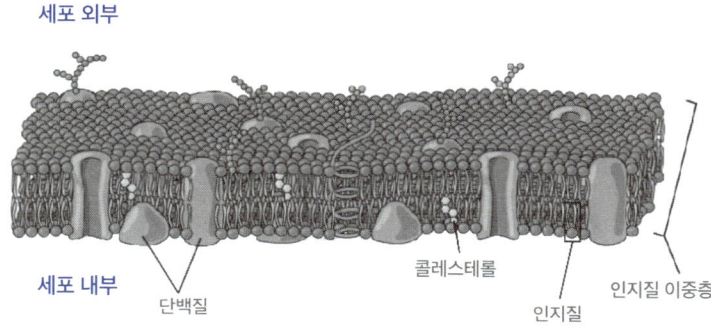

콜레스테롤은 일정 비율로 세포막 이중층에 박혀 있는데, 세포막의 투과성을 세포의 요구에 맞춰 조절하는 역할을 한다. 투과성을 높이거나 낮출 필요가 있을 때 마치 스위치 같은 역할을 하는 것이다. 세포의 골격이 중요한 근육이나 뼈세포보다도 유연성이나 물질교환이 중요한 신경세포, 뇌세포, 망막세포 등에서 콜레스테롤은 결정적 역할을 한다. 이런 세포는 다른 세포보다 세포막 구조가 복잡한 데다가 효율적이고 세밀한 신호전달 및 물질교환이 중요하기 때문이다.

둘째, 콜레스테롤은 스테로이드호르몬과 성호르몬을 만드는 유일한 재료로 활용된다. 스테로이드호르몬은 스트레스 대응, 염분과 수분의 균형 유지 등 생존에 중요한 역할을 하고, 성호르몬은 성기능, 생식 및 출산 등에 있어 핵심적인 역할을 한다. 이렇게 중요한 두 호르몬은, 부신(좌우 콩팥 위에 있는 내분비샘)에서 스테로이드호르몬이, 난소와 정소에서 성호르몬이 만들어지는데 콜레스테롤을 기초로 합성 작업이 시작된다. 실제 이들의 구조는 콜레스테롤과 큰 차이가 없는 수준이어서, 콜레스테롤의 구조에서 일부가 변형되면서 합성이 이루어진다. 따라서 콜레스테롤이 없으면 우리 몸이 생리적 균형을 이룰 수 없고, 생존 및 생식 자체가 불가능하다고 해도 과언이 아니다.

셋째, 간에서 쓰고 남은 콜레스테롤은 담즙의 주요성분으로 활용된다. 일반적으로 기름기가 많은 음식을 먹으면 소화가 오래 걸리는데, 이는 장에서 지방 성분을 유화시키는 데 시간이 오래 걸리기 때문이다. 친수성인 지방분해효소가 이를 분해하려면, 소화물이 수용액 상태여야 하는데, 소화효소와 지질 소화물은 물과 기름과 같은 관계라 섞이지 않기 때문에 문제가 된다. 이렇게 소화물이 소화효소와 섞이게 만드는 과정을 유화라고 하며, 담즙은 이 과정을 돕는 역할을 한다. 여기에서 담즙의 핵심 성분이 콜레스테롤이다. 즉 지질 성분인 콜레스테롤이 음식물을 통해 들어오고, 체내에서 배출된 콜레스테롤이 지질 성분인 음식물의 흡수를 돕는다는 것이다. 소화물과 소화효소에 모두 콜레스테롤이 들어 있다는 게 어떻게 보면 참 효율적이면서도, 이상한 시스템이다.

이처럼 건강에 해롭다고 생각되는 콜레스테롤이 실제로는 생명을 유지하고 정상적인 생리작용을 지속하는 데 아주 중요한 역할을 한다. 그 자체로는 병의 원인이 아니라, 오히려 적절한 농도를 유지함으로써 세포와 호르몬의 기능, 그리고 소화과정까지 다양한 생리적 기능을 뒷받침하는 핵심 요소다. 이렇게 중요한 기능을 담당하고 있기 때문에 진화적으로 인간의 모든 몸세포는 아직도 콜레스테롤을 생합성할 수 있는 기능을 유지하고 있는 것일 테다. 음식물로만 이를 보충해서는 생존과 번식에 매우 불리했을 게 틀림없기 때문이다. 콜레스테롤의 이러한 역할을 이해하면, 단순히 수치를 낮추는 데만 초점을 맞추기보다 적절한 균형을 유지하는 게 중요한 이유를 잘 알 수 있다.

콜레스테롤의 대사와 동맥경화증의 발생

인류는 생물학적으로 호모사피엔스다. 우리 조상들은 농경시대에 들어가기 전 약 35만 년의 기간 동안 수렵과 채집으로 연명했다. 그렇다면 이런 척박한 환경에서 인간은 어떻게 생존과 번식을 위한 필수 자원인 콜레스테롤을 공급받았을까? 당시 인류는 불규칙적인 식사와 긴 굶주림의 시간을 견뎌야 했기 때문에, 체내에 콜레스테롤을 안정적으로 공급하는 시스템을 발전시키게 된다. 그 시스템의 중추는 역시 우리 몸의 생화학 공장을 맡고 있는 간이다.

체내에 지방과 콜레스테롤을 안정적으로 공급하기 위해 간은 평소에 이들을 과량으로 생산한 후 혈액을 통해 몸 전체로 배송하는 독특한 택배 시스템을 만들었다. 간이 만드는 택배 상자를 초저밀도지질단백질 very-low-density lipoprotein, VLDL 이라고 부르는데, VLDL은 중성지방과 콜레스테롤을 담아서 필요한 조직으로 운반하는 데 사용된다. 택배 상자가 필요한 이유는 혈액이 기본적으로 물의 성질이라 기름이 섞이지 않기 때문이다. 그래서 겉은 친수성이고 속은 친유성인 포장 박스가 필요한데 혈액에서는 킬로미크론, VLDL, IDL(중간밀도지질단백질), LDL(저밀도지질단백질), HDL(고밀도지질단백질) 등이 여기에 해당한다. VLDL이 혈액을 통해 중성지방을 조직으로 전달하고 난 후에는 LDL로 전환되는데 이 물질이 콜레스테롤을 조직에 전달하는 역할을 한다. 특히 이 과정은 굶주리는 기간 동안 신체가 핵심 기능을 유지하도록 했다. 이처럼 원시사회에서 콜레스테롤의 안정적, 지속적 공급은 생존을 위한 필연적인 적응이었다.

하지만 농경사회 및 산업혁명 이후의 현대사회에서는 이러한 적응 체계가 역설적으로 건강 문제를 야기하고 있다. 현대인은 매일 두세 끼를 먹고, 거기에 간식도 먹으며, 칼로리가 풍부한 음식을 쉽게 섭취할 수 있는 식환경에 놓여 있기 때문이다. 이로 인해 간에서 생산하는 콜레스테롤에 음식으로 섭취한 콜레스테롤까지 더해지면서, 체내 콜레스테롤이 과잉 상태가 되었다. LDL은 콜레스테롤이 부족한 조직으로 이를 전달하는 역할을 하지만, 대부분의 조직은 이미 자체적으로 충분한 콜레스테롤을 생산할 수 있는 상태다. 호르몬 생산을 위해 콜레스테롤이 많이 필요한 부신과 생식기관에서조차 부족하지 않은 수준이다. 원래 LDL은 각 세포의 LDL 수용체를 통해 콜레스테롤을 전달하는데, 이미 콜레스테롤이 풍부한 각 세포들이 LDL 수용체를 활성화하지 않게 되니 LDL은 부질없이 혈행을 따라 헤매는 신세가 된다. 차라리 간에서 LDL을 다시 회수하면 좋은데, 간세포에서 발현되는 PCSK9이라는 단백질은 LDL 수용체를 억제해서 회수를 막는 역할을 한다고 알려져 있다.

이때 혈관 내벽이 건강하다면 괜찮겠지만, 나이가 들면서 노화, 고혈압, 흡연 등으로 혈관의 내피에 물리적 손상이 생기는 게 문제다. 이런 손상 부위가 떠돌던 LDL에게는 몸을 숨기기에 안성맞춤인 곳이 된다. 혈관 내벽으로 침투한 LDL은, 그곳이 애초에 기능을 하던 부위가 아니다 보니 변질되면서 썩어가는데, 대개는 산화하면서 독성을 가진 LDL로 변한다. 이런 염증 물질을 혈관벽의 대식세포가 가만둘 리는 없으니, 이들은 변질된 LDL을 포식해서 문제가 커지는 걸 막는다. 조직의 대식세포 활동이니 이는 명백히 선천면역 시스템에 의한 조직의 방어기제다. 하지만 너무 많은 LDL이 끊임없이 계속 들어온다면 어떻게 될까? 대식세포가 포식 한계를 초과하게 되면 대식세포 자체도 변성하면서 오히려 염증을 유발하는 포악한 대식세포로 바뀐다. 이런 대식세포를 포말세포라고 부르는데, 세포질 내에서 포식한 많은 콜레스테롤로 인해 거품처럼 보이기 때문에 그런 이름이 붙여졌다. 이 포말세포는 결국 견디지 못하고 파열되는데 세포질 내에 있던 콜레스테롤이 빠져나와 혈관벽 사이에 쌓이게 된다. 이런 과정을 계속 반복하면 콜레스테롤 덩어리가 점점 커지게 되는데 이런 병리적 변화를 동맥경화라고 부른다. 동맥경화증, 특히 큰 혈관에 발생하는 죽상경화증은 그 중심에 큰 콜레스테롤 핵심을 가지고 있다. 이걸 보면 콜레스테롤 과잉으로 인한 LDL의 증가는, 확실히 만성염증 과정을 통해 동맥경화증을 일으키는 직접 원인임을 알 수 있다.

간은 각 조직에 과잉 축적된 콜레스테롤을 간으로 회수하기 위한 또 다른 시스템을 가지고 있다. 이때 회수를 위한 택배 상자를 고밀도지질단백질$_{HDL}$이라고 부른다. 즉, 내용물은 콜레스테롤로 같지만 LDL 안에 든 콜레스테롤은 조직으로 침투될 운명인 콜레스테롤, HDL에 든 콜레스테롤은 조직에서 회수되어 간으로 운송 중인 콜레스테롤이다. 이런 기능적 차이로 인해 LDL 콜레스테롤은 '나쁜' 콜레스테롤, HDL 콜레스테롤은 '좋은' 콜레스테롤이라고 불리게 된 것이다. 그러나 사실 내용물은 동일하나 목적지가 다를 뿐이다. 콜레스테롤이 스스로 좋고 나쁜 걸 결정하는 게 아니라 과잉생산된 상태가 문제인 것이다.

고지혈증의 진단

이렇게 이해하고 보면 사실 고지혈증이라는 병이 실제로 존재하는 건지 참 애매하다. 단지 풍족한 식이 습관으로 체내에 콜레스테롤 수치가 올라간 상황 아닌가? 또한 사람마다 간에서 콜레스테롤을 생합성하는 능력에 차이가 있어서 이 수치가 달라지는 것뿐이기도 하다. 사실 생각해보면, 간 능력이 좋아서 콜레스테롤을 왕성하게 합성하는 건데, 이걸 병이라고 할 수 있는 건가 싶기도 하다. 따라서 고지혈증을 우리 몸의 내재적 질환이라고 부르기엔 애매한 구석이 있는 건 확실하다. 사실 산업혁명 이전엔 유전적인 경우를 제외하고는 이런 질환이 거의 없었을 것이다. 워낙 잘 먹게 되면서 벌어진 일이니, 고지혈증이 전형적인 '생활 습관병'인 것이다.

아무튼 이와 같은 이유로 고지혈증은 당뇨처럼 한가지 기준을 적용하지 않는다. 다른 위험 요인, 특히 당뇨가 없는 저위험군이라면 훨씬 높은 기준치를 적용하고 있고, 당뇨나 동맥경화를 가진 고

위험군 환자의 경우에는 치료 목표치만 있고 진단 수치는 없다. 구체적으로 언급하면, 위험 요인이 없어서 혈관벽이 깔끔한 사람은 고지혈증의 기준이 160mg/dL 이상이나, 당뇨 및 동맥경화증으로 심근경색, 뇌졸중의 위험도가 높거나, 이 병들을 이미 경험한 환자는 대개 55에서 70mg/dL 이하를 치료 목표로 삼는다. 진단 수치가 없고 치료 목표만 있다는 말은 사실 이런 상황에 있는 모든 환자가 고지혈증을 치료해야 한다는 의미다. 대개 건강한 일반인의 LDL 콜레스테롤 평균 수치가 100mg/dL 부근이고 환자들도 이 수치는 비슷하다. 그런데 고위험군은 목표 수치가 55~70mg/dL이니 실제적으로는 약물로 조절해야 하는 상황인 것이다.

고지혈증의 치료

고지혈증은 위에서도 언급했지만 모든 사람에게 동일하게 적용되지 않는다. 뇌졸중에 따른 위험 정도에 따라 치료 종류와 강도가 달라지는 게 일반적이므로 후에 나올 단계별 치료 파트를 잘 살펴보도록 하자. 이곳에서는 요즘 고지혈증 치료에 흔하게 사용되는 약물을 종류별로 간단하게 설명하겠다.

- **스타틴 계열**

  간에서 HMG-CoA 환원효소를 억제해 콜레스테롤 생성을 줄이고, LDL

수용체의 발현을 증가시켜 LDL 제거를 촉진한다.

주요성분: 아토르바스타틴, 로수바스타틴, 심바스타틴, 프라바스타틴, 피타바스타틴

- **에제티미브**

  소장에서 NPC1L1 단백질을 억제해 콜레스테롤의 흡수를 차단하고 혈중 LDL을 감소시킨다. 스타틴과 병용 시 LDL 감소 효과가 더욱 커서 스타틴의 용량을 줄일 수 있다는 장점이 있다.

- **PCSK9 억제제**

  항체로 만든 치료제는 PCSK9 단백질이 LDL 수용체를 분해하는 것을 억제하는 효과를 가진다. siRNA 치료제는 PCSK9 단백질의 발현을 억제한다. 이들 모두 결과적으로 LDL 수용체의 수명을 연장하고 간에서 LDL 제거를 촉진한다. 효과가 여러 약물 중 가장 강력한 편이다. 항체 치료제는 2주마다 주사를 맞아야 하지만, siRNA는 6~12개월마다 맞기 때문에 복약 순응도가 훨씬 높다는 장점이 있다. 이들 약물은 모두 간에서만 작용하므로 스타틴 부작용 환자들에게 아주 좋은 치료법이 된다.

  항체 치료제: 알리로쿠맙, 에볼로쿠맙

  siRNA 기반 치료제: 인클리시란

- 오메가-3 지방산

    몸에 필수적인 불포화지방산을 섭취해서 간에서 일어나는 중성지방 합성을 억제한다. 콜레스테롤 합성 억제에 직접적인 기전을 가진 것은 아니지만 간접적으로 영향을 준다. 다만 그 결과 콜레스테롤 감소 효과는 크지 않은 편이다.

    주요성분: 에이코사펜타엔산, 도코사헥사엔산

- 피브레이트 계열

    PPAR-α라는 단백질을 활성화해 지방산 산화 및 중성지방의 감소를 촉진하고, HDL 콜레스테롤을 증가시킨다. 중성지방 농도가 높은 환자에게 효과적이지만 콜레스테롤 감소 효과는 크지 않은 편이다.

    주요성분: 페노피브레이트, 젬피브로질

- 니코틴산(비타민 B3)

    간에서 중성지방 및 LDL 콜레스테롤 합성을 억제하며, HDL 콜레스테롤을 증가시킨다. 과거엔 많이 사용되었으나 스타틴에 비해 효과가 미미해 최근에는 잘 사용하지 않는다.

    주요성분: 니코틴산, 니아신아미드

· 벰페도산

간에서 ATP-citrate lyase라는 효소를 억제해 콜레스테롤 합성을 감소시킨다. 최근 개발된 신약으로 간에만 작용되는 기전을 가지고 있어서 스타틴 부작용을 가진 환자들에게 아주 유용하다.

· 담즙산 결합 수지

담즙산과 결합해 콜레스테롤이 장으로 재흡수되는 걸 막고, 콜레스테롤을 간의 담즙산 결합에 사용하도록 유도해 LDL 감소를 유발한다. 효과가 떨어지고 부작용이 심한 약물로 지금은 거의 사용하지 않는다.

주요성분: 콜레스티라민, 콜레스티폴, 콜레세벨람

    이들 중 전 세계에서 가장 활발하게 처방되며 좋은 효과를 발휘하는 약물은 단연 스타틴이다. 스타틴 계열 약물들은 첫 개발 이후 거의 모든 성분들이 LDL 콜레스테롤 수치 감소와 동맥경화증 감소 및 심근경색, 뇌졸중 예방에 탁월한 효과가 있음을 증명해왔다. 미국 주도로 신약 허가를 위한 객관적, 과학적 임상시험이 활성화된 1990년대 이후, 수많은 약물들의 실패 속에서 발군의 약효와 낮은 부작용을 보여준 당대 최고의 스타 약물이 스타틴이다. 전 세계에서 실시된 수백 개 이상의 임상시험에서 확실한 치료 효과를 보여준, 인류에게 주어진 큰 선물이라고 봐도 무방한 수준이다. 스타틴은 콜레스테롤 감소 외에도 다면 발현 효과(한 물질이 여러 생물학적 효과를 보이는 현상)가 장점이라 만성염증 감소, 항혈전효과, 혈관 안정성 증가 등 부수적인 장점도 뚜렷한 약물이다.

다만, 유튜브를 중심으로 부작용이 지나치게 부각되며 처방 거부 등 무분별한 반지성적 음모론이 횡행하고 있다. 이런 움직임은 사실 우리나라에서만 발생하는 현상이어서, 스타틴이 꼭 필요한 환자들에게 잘못된 정보가 유입되는 큰 부작용을 낳고 있다. 일반인이 스타틴을 복용할 필요는 없다. 가벼운 환자에게 스타틴을 과잉 처방하는 의사들이나 음모론을 퍼나르면서 유튜브 조회수나 신경 쓰는 몰지각한 의료인들이 지금 사태의 주범이다. 모든 약은 효과와 부작용이 있는 법이다. 항암제나 항혈전제는 스타틴보다 훨씬 큰 부작용이 있음에도 이런 음모론은 거의 없다. 슬기로운 환자들은 지금의 잘못된 정보를 잘 거르고 현명하게 처신할 거라 믿는다.

흡연:
뇌혈관에 불을 지피는 나쁜 습관

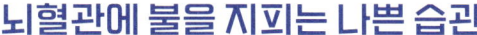

흡연은 뇌졸중 위험을 2배 높인다

　흡연이 건강에 미치는 해악성은 사실 두말하면 잔소리다. 뇌졸중의 위험 요인보다는 사실 폐암을 포함한 거의 모든 암의 직접적인 원인으로 아주 잘 알려져 있다. 세계보건기구의 자료에 따르면, 흡연은 전 세계적으로 예방 가능한 사망원인 중 가장 큰 요인으로 꼽힌다. 매년 약 800만 명이 흡연과 관련된 질병으로 사망하며, 이 중 약 120만 명은 간접흡연으로 인한 사망자로 추정된다. 2020년을 기준으로 전 세계 성인 인구의 약 22%가 흡연자로 추정되고 있으니, 어찌 보면 인류 건강의 가장 큰 적은 말라리아 모기 같은 외부 인자보다는, 스스로 중단하지 못하는 흡연이 아닐까 한다.

흡연은 암(특히 폐암), 심혈관질환, 만성폐쇄성폐질환COPD, 뇌졸중 등 70여 가지 이상의 질환과 관련이 있다. 흡연자는 비흡연자에 비해 뇌졸중 위험이 약 1.5~2배 증가한다. 하루에 20개비 이상의 담배를 피우는 사람은 뇌졸중 위험이 약 2배 높아지고, 흡연량이 많을수록(40개비 이상) 위험은 기하급수적으로 증가한다. 20년 이상 흡연한 사람의 경우, 비흡연자에 비해 뇌졸중 위험이 2.5~3배에 달한다. 반면 금연을 하게 되면 2년 이내에 뇌졸중 재발 위험이 감소하기 시작하며, 5년 이상 금연 시에는 비흡연자와 유사한 수준으로 위험이 낮아진다.

흡연으로 인한 동맥경화 및 뇌졸중 발생 기전

흡연은 뇌졸중의 가장 중요한 직접 원인인 동맥경화 발생에 전방위적으로 악영향을 끼친다. 흡연이 동맥경화의 각 단계에 미치는 영향을 간단히 기술해보겠다.

흡연은 초기에 다양한 성분이 과도한 활성산소를 유발해 항산화 시스템을 고갈시키는데, 이로 인해 혈관 내피세포의 DNA를 손상시키고 세포의 재생 장애를 유발한다. 담배 성분 중 가장 잘 알려진 니코틴은 혈관 내피세포의 산화질소 생성을 억제해 혈관 이완 기능을 저하시킨다. 그 결과 내피세포의 세포자멸사가 유도

되며 내피 기능 손상이 가속화된다. 동시에 인터루킨-6, 종양괴사인자 등의 염증성사이토카인이 증가해서 만성염증이 활성화된다. 이로써 혈관벽의 투과성이 증가해 LDL이 침투하면서 동맥경화반 초기 병변을 형성한다.

지속적인 흡연은 활성산소를 증가시켜 LDL과 대식세포 간의 염증반응을 악화시키고, 지속된 염증과 평활근 세포의 증식으로 인해 죽상경화반의 성장을 가속화한다. 추가적으로 금속단백질 분해효소의 발현을 증가시켜 죽상경화반의 파열 가능성이 높아지며, 최종적으로 뇌졸중을 일으키게 된다.

그 외에도 흡연에 따른 혈액 내 적혈구의 변형성 감소로 혈액 점도가 증가되어 미세혈관 순환장애를 유발한다. 더욱이 혈소판을 과활성화하고 피브리노겐 및 플라스미노겐 활성 억제인자를 증가시켜 혈전 경향성(혈전증의 위험을 높이는 혈액 응고 이상)을 더욱 악화시킨다.

이런 과정으로 흡연은 대혈관질환에 따른 뇌졸중, 혈관 내피 기능장애로 인한 소혈관질환에 따른 뇌경색 및 뇌실질출혈, 심인성 뇌경색 및 지주막하출혈에 이르기까지, 모든 종류의 뇌졸중 발생 확률을 증가시킨다. 흡연은 어느 면에서도 장점이 없다. 비흡연자는 절대 흡연을 시작해서는 안 되고, 흡연자는 무슨 방법을 동원해서라도 금연해야만 한다. 애초에 시작하지 않는 게 상책이다.

음주:
한 잔의 위로가 뇌를 마비시킨다

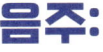

한국의 음주문화가 뇌졸중을 부른다

술은 인류의 역사와 떼려야 뗄 수 없는 존재다. 가장 오래된 술 제조의 기록은 약 9000년 전 중국의 신석기시대에서 발견된 발효음료의 흔적에서 찾을 수 있다. 그뿐 아니라 메소포타미아의 점토판에 기록된 맥주 제조법(기원전 3000년경)이나, 고대 이집트에서 피라미드를 짓던 노동자들에게 맥주가 제공된 사실을 보면, 술이 단순히 기호식품을 넘어 사회적, 문화적 중요성을 지녔음을 알 수 있다. 디오니소스 신을 숭배한 고대 그리스에서는 와인이 신성한 의식의 일부로 자리 잡았고, 로마제국의 의학자였던 켈수스Celsus는 "좋은 와인은 인간의 마음을 즐겁게 하고 건강하게 한다(Good wine gladdens the heart of man and provides health)"라고 말했다고 한다. 중세 유럽에서는 맥주와 와인이 물보다 안전한 음료로 여겨졌으며, 알코올은 전염병을 막는 일종의 방패로 여겨지기도 했다. 심지어 17세기 영국에서는 '진 열풍'이 불며 알코올 소비가 극단적으로 증가해 사회적 문제로 번지기도 했다. 이처럼 음주는 때로 축제와 기쁨의 상징으로, 때로는 통제되지 않은 사회적 혼란의 원인이 되었다.

흥미로운 점은 술이 건강에 미치는 영향의 양면성이다. 적당한 음주는 혈액순환을 개선하고 심혈관계 질환의 위험을 줄인다는 연구 결과가 있는 반면, 과도한 음주는 고혈압, 간 질환, 그리고 뇌졸중을 포함한 다양한 건강 문제를 유발한다. 음주가 신체에 미치는 긍정적 효과와 부정적 효과 사이의 미묘한 경계선은 여전히 많은 의학자들의 관심을 끌고 있다. 술이 인간의 건강에 미치는 영향은 과거와 현재를 아우르는 깊은 논의의 주제이며, 이는 뇌졸중의 발생과도 밀접하게 연결되어 있다.

적정 음주가 일부 허혈성 뇌졸중에서 심혈관 보호 효과를 보인다는 연구가 있긴 하지만, 과도한 음주나 폭음은 모든 유형의 뇌졸중 위험을 크게 증가시킨다는 게 정설이다. 세계보건기구의 통계에 따르면, 전 세계 성인의 약 40%가 음주 경험이 있으며, 이 중 폭음이 특히 심각한 문제로 지적되고 있다. 음주로 인한 뇌졸중은 고소득 국가와 중간소득 국가에서 주요 위험 요인으로 평가되며, 이는 사회적 음주문화와도 밀접한 연관이 있다. 특히 한국은 높은 음주율과 폭음 비율을 보이는 국가로, 이러한 특성이 뇌졸중 위험을 더욱 부각시킨다. 한국의 전통적 회식 문화는 음주를 권장하는 분위기를 조성해서, 과도한 음주로 이어질 가능성이 크다. 이러한 문화적 요소는 특히 남성에 있어 음주로 인한 뇌졸중 위험을 높이는 주요 원인으로 지목된다.

적당한 음주는 혈관에 좋을까?

음주가 각 개인에게 미치는 뇌졸중 유발 기전을 더 구체적으로 살펴보자. 우선 과도한 음주는 고혈압 발생을 촉진하는 주요 요인 중 하나다. 음주는 교감신경계를 활성화시키고, 레닌-안지오텐신-알도스테론 시스템을 조절함으로써 혈압상승을 유도한다. 이와 함께 혈관의 탄력성을 감소시키고 혈압의 변동성을 증가시켜 뇌혈관에 부정적인 영향을 미친다. 또한 음주는 심방세동 발생 위험을 높인다. 특히 폭음은 심방세포 내 칼슘대사 이상과 전기적불안정성을 초래해 심방세동을 유발할 가능성이 크다. 이는 혈류 정체를 야기하고, 허혈성 뇌졸중 발생의 위험 요인으로 작용한다.

음주는 뇌졸중 발생에 복합적이고 다양한 경로로 영향을 미친다. 단기적으로는 혈소판응집을 억제하고 섬유소용해 작용을 활성화해 혈전생성을 억제하는 경향이 있어 뇌경색 위험을 일시적으로 감소시킬 수 있다. 만성 음주는 혈소판 생산을 저하시켜 혈소판감소증을 유발하며, 섬유소원과 프로트롬빈 같은 주요 응고 인자의 합성을 방해해 출혈경향을 증가시킨다. 이러한 변화는 특히 약화된 모세혈관과 소동맥에서 뇌출혈 위험을 크게 높이는 요인으로 작용한다. 동시에, 음주는 혈관 내 산화스트레스를 증가시키고, 내피세포 기능을 손상시키는데, 그 결과 질소산화물 생성이 감소해서 혈관 확장 능력을 저하시킨다. 이로 인해 동맥경화가 가속화되고, 저밀도지질단백질의 산화가 촉진되며, 결과적으로 혈관 협착과 막힘이 발생할 위험이 높아진다.

이러한 혈관 손상은 고혈압과 혈압 변동성을 악화시키며, 이는 허혈성 뇌경색과 출혈성 뇌졸중 양쪽의 주요 위험 요인으로 작용한다. 음주로 인한 이러한 병리학적 변화는 장기적으로 허혈성과 출혈성 뇌졸중의 위험을 동시에 증가시킨다. 특히 음주는 심방세포 내 전기적불안정성과 칼슘대사 이상을 유발해 심방세동을 일으키기도 한다. 심방세동은 뇌졸중의 심장성 색전 원인으로 작용하며, 특히 폭음이 이러한 위험을 급격히 높이는 것으로 알려져 있다.

한편 음주의 이런 악영향에도 불구하고, 와인 소량 음주자에게서 뇌경색, 심혈관질환 위험의 감소 효과가 소개되며 '프렌치패러독스French Paradox'라는 이름으로 화제가 된 적이 있다. 프렌치패러독스는 프랑스인들의 상대적으로 높은 지방 섭취에도 불구하고 심혈관질환 발생률이 낮다는 관찰에서 비롯된 개념으로, 와인의 적당한 섭취가 이 현상을 설명한다고 주장되었다. 이는 초기 연구에서 적정 음주가 심혈관 건강에 긍정적인 영향을 미칠 수 있다는 결과와 결합되어 큰 주목을 받았지만, 이 가설은 여러 측면에서 과장되거나 오해된 부분이 많다는 비판을 받았다. 사실 이 현상은 단순한 관찰연구에 기반을 둔 것이며, 음주 외의 다른 요인을 충분히 통제하지 않았다. 가령 프랑스인의 일반적인 식단(과일, 채소, 올리브유 섭취)과 생활 방식(운동, 스트레스 관리) 등이 심혈관 건강에 미친 영향을 간과한 채 와인 소비에만 초점을 맞췄다는 점도, 이 연구의 한계다. 또 적정 음주가 일시적으로 혈관 확장을 유도하거나 염증반응을 억제할 수 있다는 점은 인정되지만, 이는 단기적인 생리 효과일 뿐 장기적으로 음주가 뇌졸중과 심혈관질환 위험을 높이는 주요 원인으로 작용한다는 점이 명확히 밝혀졌다. 더구나 프렌치패러독스에 대한 초기 연구들은 음주와 건강 사이의 연관성을 과대 해석했거나, 출판 편향(실험 및 연구 결과가 출판이나 배포 결정에 편향을 주는 일)의 영향을 받았을 가능성이 높다. 현재 다수의 연구는 음주의 장기적인 부작용,

특히 과도한 음주로 인한 고혈압, 심방세동, 동맥경화 가속화 등의 위험성을 강조하며 프렌치패러독스가 과학적으로 충분히 입증되지 않은 개념임을 지적한다. 즉 프렌치패러독스는 적정 음주를 지나치게 미화한 대표적인 통계 오류 사고라고 봐도 무방하다.

절제할 자신 없으면 금주가 최고

알코올은 체내에서 아세트알데히드로 먼저 대사된 후, 아세트산으로 전환된다. 이 과정에서 중요한 역할을 하는 효소가 2형 알데히드탈수소효소aldehyde dehydrogenase 2, ALDH2이다. 그러나 ALDH2 유전적 변이가 있어서, 아세트알데히드가 효과적으로 분해되지 못해 체내에 축적되면 독성이 증가한다. 아세트알데히드는 혈관내피세포를 손상시키고 산화스트레스를 유발해 혈관 건강에 악영향을 미치며, 뇌졸중 위험을 높이는 요인으로 작용한다. 특히 한국과 일본 등 동아시아 인구에서 ALDH2 변이 빈도가 높게 나타나서, 이 지역의 음주와 뇌졸중 위험 간의 연관성은 더욱 두드러질 수 있다. 이러한 유전적 요인은 음주가 뇌혈관질환 발생에 미치는 영향을 심화시켜, 동아시아인들에게 음주의 위험성이 상대적으로 클 가능성을 시사한다.

그렇다면 어떻게 하는 게 제일 좋을까? 적정 음주량으로서 일반적으로 하루 한두 잔(알코올 기준으로 남성은 20g, 여성은 10g 이하)이 권장되며, 이는 대략 와인 한 잔(150ml) 또는 맥주 한 캔(350ml)에 해당한다. 이것도 매일 마셔도 된다는 뜻으로 오해하면 안 된다. 상습 음주는 만성알코올중독에 이를 수 있으니 일주일에 2회를 넘어서는 안 된다. 또 이러한 권장량을 지키는 게 단기적으로는 심혈관 건강에 긍정적 영향을 줄 수 있지만, 그 효과는 매우 제한적이고 그 결과도 개인의 건강상태에 따라 크게 달라진다.

음주 경험이 없는 사람이라면, 심혈관 보호 효과를 기대하며 음주를 시작할 필요는 없다. 연구에 따르면, 음주를 하지 않던 사람이 새롭게 술을 마시기 시작할 경우, 그로 인한 잠재적 위험이 예상되는 이점보다 더 클 가능성이 높다. 특히 고혈압, 당뇨병, 간질환, 심방세동 등의 질환을 가진 사람이나 뇌졸중 위험이 높은 고위험군에서는 적은 양의 음주조차도 건강에 부정적 영향을 미칠 수 있으니, 이러한 경우는 금주가 건강관리에 더 유리한 선택이다.

결론적으로, 적정 음주량이란 일반적으로 건강한 사람에게 해당되는 권고치일 뿐이며, 개인의 건강상태와 위험 요인을 고려한 신중한 접근이 필요하다. 음주는 선택이지 필수가 아니니, 음주를 아예 하지 않는 것이 뇌졸중과 심혈관질환 예방 측면에서 가장 안전한 방법임을 명심하자.

비만 및 대사증후군:
내장지방, 시한폭탄이 되다

질병을 부르는 풍요의 역설

　기술 발전으로 인한 편리함이 우리의 적이 된 시대다. 엘리베이터는 계단을 밀어냈고, 배달 음식은 직접 요리하는 즐거움을 빼앗았다. 가만히 있어도 손가락만 까딱하면 세상이 움직이는 시대, 그러나 문제는 우리가 몸을 지나치게 움직이지 않는다는 것이다. '부자의 몸엔 병이 없다'라는 말은 현대사회에 더는 들어맞지 않는다. 풍족한 식생활과 기술의 발전은 우리를 편리하게 했지만, 동시에 새로운 건강 위협을 초래했다. 식이 습관, 비만, 운동 부족은 현대인을 괴롭히는 삼총사로, 이들이 얽히며 등장한 대표적 질병이 바로 대사증후군(metabolic syndrome)이다.

대사증후군은 과거에는 명확한 이름조차 없었지만, 1988년 제럴드 리븐Gerald Reaven 박사가 미국당뇨병학회에서 인슐린저항성과 관련된 질환의 복합적인 연관성을 설명하며 처음엔 'X 증후군'이라는 이름으로 제안한 비교적 새로운 개념이다. X 증후군이라는 이상한 이름은 이후 대사증후군이라고 바뀌게 되었고, 과도한 체중, 부적절한 식습관, 운동 부족이 원인으로 생긴 대사증후군이 고혈압, 당뇨병, 고지질혈증 같은 심혈관질환의 주요 전조질환으로 이해되기 시작했다. 최근 연구에 따르면, 세계 성인의 약 20~25%가 대사증후군 진단 기준에 해당하며, 이 기준에 해당하는 사람은 뇌졸중 발생 위험이 최소 2배 이상 증가하는 것으로 나타났다.

문제는 이 세 가지 요인의 개별적 위험성이 서로 상호작용하며 더 큰 문제를 초래한다는 데 있다. 인류는 사냥감을 쫓아 달리던 지난 수십만 년 동안 전혀 필요하지 않던 칼로리 계산기를 들여다보며 고민하게 되었다. 고칼로리 음식은 몸속 지방이 영구히 존재하게 되는 원인이 된다. 비만은 단순히 체형의 문제가 아니라, 호르몬을 분비하고 염증을 유발하는 대사성질환으로 인식되며, 고혈압과 당뇨병을 일으키고 악화시키기도 한다. 앉아 있는 시간이 늘어나면서 현대인의 근육은 퇴행을 거듭하고 혈류 순환은 정체된다. 마치 쓰지 않는 도로가 막히듯, 움직이지 않으면 혈관도 서서히 막히는 것이다. 이처럼 잘못된 식이 습관, 비만, 운동 부족의 조합은 뇌졸중의 전 단계로 이어지는 고혈압, 고지질혈증 등의 위험 요인을 악화시키며, 신체 및 뇌혈관계에 복합적인 영향을 미친다.

특히 아시아권에서는 상대적으로 낮은 체질량지수body-mass index, BMI에서도 대사증후군 위험이 높다고 한다. 이는 단순히 생활 방식의 문제를 넘어 유전적, 문화적 특성과도 깊이 연결되어 있다. 이렇게 서로 얽히고설킨 위험 요인들이 현대사회에서 뇌졸중의 주요 배경으로 자리 잡고 있으며, 방치할 경우 그 결과는 우리 건강에 치명적일 수 있다.

식이 습관의 문제

현대인의 식탁에는 우리의 몸을 위협하는 은밀한 적들이 포진하고 있다. 염분, 포화지방산, 단순당을 과다 섭취한 대가는 결코 작지 않다.

염분 과다 섭취는 체내 수분 균형을 교란시키고 고혈압을 악화시키는 주범이다. 짜게 먹는 습관은 단순히 물을 더 많이 마시게 만드는 것 이상의 문제를 야기한다. 염분 섭취가 많아지면 앞서 말한 대로, 교감신경계가 활성화되며, 레닌-안지오텐신-알도스테론 시스템 활성화를 거쳐 혈압이 상승하게 된다. 장기적으로는 혈관 내피세포가 손상되면서 뇌졸중을 포함한 심혈관질환의 위험이 크게 증가한다.

포화지방산의 과잉 섭취도 우리 몸에 치명적이다. 포화지방은 LDL 콜레스테롤 수치를 증가시켜 동맥벽에 죽상경화반을 형성하게 한다. 포화지방이 콜레스테롤을 증가시키는 기전은 의학적으로 너무 높은 수준이라 여기에서는 생략하기로 한다. 반대로, 불포화지방산, 특히 오메가-3 지방산은 약간의 항염증 작용과 혈소판응집 억제를 통해 혈관 건강을 보호하는 역할을 하므로 충분히 섭취하는 것이 좋다.

마지막으로, 최근 들어서 유튜브 등을 통해 유행하는 디저트 및 일부 스타 셰프 등이 추천하는 '단짠' 음식의 유행 등으로 단순당의 섭취가 늘고 있다. 포도당을 많이 함유한 단순당의 과다 섭취는 혈당 증가로 인한 염증 악화로 인슐린저항성을 촉진한다. 이로 인해 체내 산화스트레스가 증가하고, 결과적으로 미세혈관과 대혈관에 손상을 입혀 뇌졸중을 포함한 다양한 혈관질환의 기폭제로 작용한다.

비만의 문제

비만은 단순히 체중이 늘어난 상태가 아닌, 우리 몸의 대사와 혈관 건강에 심각한 변화를 일으키는 '질환'으로 봐야 한다. 특히 내장지방이 증가하면 상황은 더욱 복잡해지는데, 이는 단순히 지방의 저장고 역할에 그치지 않고, 지방의 호르몬인 아디포카인 분비를 변화시키며 염증성사이토카인(IL-6, TNF-α)을 증가시킨다. 이로 인해 전신 염증반응이 활성화되고, 혈관 내피 기능장애와 죽상경화가 촉진되는 상황이 벌어진다.

또 비만은 인슐린저항성을 유발해 고혈당과 고지질혈증을 악화시킨다. 게다가 비만은 혈관 저항과 혈액량을 증가시켜 고혈압을 초래하고, 이는 뇌경색뿐 아니라 뇌출혈의 위험을 동시에 높이는 요인이 된다. 심지어 비만으로 인한 심실 비대와 심혈관계 부담은 뇌혈관 건강을 더욱 위태롭게 만든다.

비만 중에서도 심혈관질환에 더 나쁜 형태가 있다. 특히 중심성 비만(복부비만)은 전신성 비만보다 더 큰 위험을 동반한다. 허리-엉덩이비율waist-hip ratio, WHR과 허리둘레는 심혈관질환 및 뇌졸중의 강력한 예측 지표로 활용되며, BMI보다 뇌졸중 위험을 예측하는 데 더 유효하다는 보고가 많다. 즉, 골고루 비만인 사람보다 올챙이배처럼 배만 많이 나온 형태가 같은 체중이어도 훨씬 위험하다는 말이다.

세계보건기구의 통계에 따르면, 비만은 뇌졸중으로 인한 사망의 약 12%를 차지하며, 비만율 증가는 뇌졸중 유병률 증가와 밀접하게 연관되어 있다. 이처럼 비만은 단순한 체중의 문제가 아닌, 뇌혈관계에 광범위하고 심각한 영향을 미치는 위험 요소이다.

운동 부족의 문제

운동 부족은 학생, 직장인을 포함한 모든 현대인의 문제다. 사실 날이 갈수록 비만 인구가 증가하는 건 식이 습관 탓도 있지만 운동 부족의 영향이 크다. 편안한 소파와 매력적인 OTT 스트리밍서비스는 우리의 다리를 붙잡고 운동화를 신을 기회를 앗아간다. 하지만 문제는 여기서 끝나지 않는다. 운동 부족은 단순히 체중증가의 문제가 아니다.

신체 활동이 부족해지면 혈관 확장 능력이 떨어진다. 경직된 혈관 시스템은 혈압을 상승시켜서 고혈압까지 유발할 수 있다. 움직이지 않는 근육은 혈당 흡수 능력을 잃어버리면서 고혈당과 인슐린저항성을 촉진한다. 혈관이 유연성을 잃고 협착이 진행되며, 혈소판은 응집되어 혈전을 형성하기 시작한다. 염증도 악화시킨다. 그러니 우리의 몸은 매일 같이 움직임을 필요로 한다는 점을 항상 기억해야 한다. 운동은 선택이 아니라, 뇌졸중과의 전투에서 가장 경제적인 방어선이다.

뇌졸중의 보이지 않는 연결고리

대사증후군은 비만, 고혈압, 고혈당, 고지질혈증을 한데 묶은

대사증후군의 진단 기준	
허리둘레	남자 90cm, 여자 80cm 이상
중성지방	150mg/dL 이상
고밀도 지방 (HDL 콜레스테롤)	남자 40mg/dL 미만, 여자 50mg/dL 미만
혈압	130/85mmHg 이상, 혹은 고혈압약 투약 중
공복혈당	100mg/dL 이상, 혹은 혈당조절약 투약 중

개념으로 현대인을 위한 건강의 '경고 패키지'다. 이들 중 하나만 있어도 골칫거리인데, 모두 모이면 그 파괴력은 상상을 초월한다. 마치 개별적으로도 강한 악당들이, 합체하면서 강력한 보스 캐릭터가 되는 게임처럼, 대사증후군은 병태생리학적 연쇄반응을 일으키며 뇌졸중 위험을 폭발적으로 증가시킨다.

진단 기준을 보자면, 복부비만은 아시아 기준으로 허리둘레 남성 90cm 이상, 여성 80cm 이상일 때, 중성지방 수치가 150mg/dL 이상일 때, HDL 콜레스테롤이 남성 40mg/dL 미만, 여성 50mg/dL 미만일 때 포함된다. 여기에 고혈압(130/85mmHg 이상)과 공복혈당(100mg/dL 이상)까지 더해 세 가지 이상이 충족되면 대사증후군이라는 원하지 않는 진단명을 또 하나 얻게 된다.

대사증후군과 관련된 위험 요소를 관리하려면 생활 습관을 바꾸는 것이 첫걸음이다. 체중감량, 규칙적인 운동, 건강한 식단은 이런 악당 연합을 약화시키는 최소한의 무기다. 필요하다면 의학적 개입도 병행해야 한다. 결국 대사증후군을 상대하는 것은 단순히 건강을 유지하는 문제가 아니라, 뇌졸중이라는 치명적인 결과에서 승리하기 위한 필수적인 전략이다.

심방세동:
심장의 불규칙이 만드는 치명적 위험

고령이라면 심방세동을 조심하라

   심방세동은 심장의 리듬을 어지럽히는 고약한 불청객이다. 심방세동이 생기면 정상적으로 박자를 맞추며 조화롭게 뛰어야 할 심장이, 불규칙하고 빠른 전기신호에 휘말려 미세하게 떨리게 된다. 그 결과 심장은 효과적으로 혈액을 펌프질하지 못하고, 혈액이 고여 혈전이 생기면서 심인성 뇌경색의 가장 흔한 요인이 된다.

   심방세동은 전 세계적으로 성인 인구의 약 3%에서 발생하며, 고령화 사회로 접어들면서 유병률이 점차 높아지고 있다. 심방세동 환자는 정상적인 심장 리듬을 가진 사람보다 뇌졸중 위험이 약 5배나 높다. 이러한 뇌졸중은 심방세동 환자에게 가장 치명적인 합병증으로, 다른 뇌졸중에 비해서 뇌졸중이 심하게 오는 편이라 사망률과 장애율이 매우 높다. 고령이 될수록 심방세동의 문제가 심각해져서 80세 이상의 환자에서는 모든 뇌졸중의 20% 이상을 차지할 정도로 큰 비중을 차지한다. 하지만 심방세동도 다른 위험 요인들과 마찬가지로 대개 무증상이다. 드물게 심계항진(가슴 두근거림), 피로감 등 비특이적 증상이 생길 수 있지만, 그걸로 심방세동을 의심하거나 진단하기는 쉽지 않다.

심방세동의 주요 원인 중 하나는 심장 전기전도 섬유의 노화다. 나이가 들면서 심장의 전기 시스템이 점차 노화되어 손상되면 심장 전기신호의 전달에 혼란이 생겨 불규칙한 신호를 만들어낸다. 이런 이유로 특히 고령인구에서 심방세동 유병률이 높을 수밖에 없다. 또한 고혈압, 심부전, 관상동맥질환 같은 만성질환이 있으면 심장의 구조적 변화가 가속화되어 심방세동 발생 가능성이 더욱 높아진다.

심방세동의 발생과정

심방세동은 심장이 단순히 리듬을 잃는 것이 아니다. 이는 심장의 전기적, 구조적, 그리고 자율신경계 이상이 얽히고설켜 만들어내는 복잡한 현상이다. 쉽게 말해, 심방세동은 심장이 여러 문제를 동시에 겪으며 조화로운 박동을 잃는 일종의 혼란 상태라고 볼 수 있다.

이 전기적 혼란의 배경에는 심장의 구조적 변화가 큰 영향을 미친다. 노화 및 고혈압, 심부전 등의 만성질환은 심방을 확장시키고 섬유화라는 문제를 초래한다. 심방의 섬유화로 인해 심장 조직은 딱딱하게 변하면서 전기신호를 제대로 전달하지 못하게 된다. 이러한 구조적 변화는 시간이 지날수록 심방세동 발생 가능성을 더욱 높인다. 또한 심방세동에는 자율신경계의 노화와 혼란도 영향을 준다. 나이가 들며 자율신경기능의 약화로 교감신경과 부교감신경의 균형이 깨지면, 심장이 필요에 비해 지나치게 빨리 뛰거나 느리게 뛰는 상황이 생길 수 있다. 교감신경이 과도하게 활성화되면 심장은 과열된 엔진처럼 지나치게 활동적이 되고, 반대로 부교감신경이 과도하게 자극되면 느린 심박수로 인해 심장 내 혈액량이 늘어나 심방이 더 불안정해진다.

이렇듯 다양한 원인에 의해 심방세동이 발생할 수 있지만 제일 중요한 원인은 심장의 노화와 변성이다. 특별한 환자에게만 심방세동이 생기는 것이 아니고 누구나 심방세동이 생길 수 있다는 자각이 제일 중요하다.

심방세동이 만드는 혈전

심방세동으로 인한 혈전형성은 몇 가지 주요 요인으로 설명된다. 가장 중요한 원인은 혈류 정체다. 심방세동은 심방의 정상적인 수축을 방해해 심장 안의 혈액이 제대로 펌프질되지 못하게 한다. 이로 인해 혈액이 정체되거나 그 흐름이 느려지는데, 특히 좌심방귀 부분은 혈류 정체가 가장 심한 부위로, 혈전형성에 완벽한 조건을 제공한다. 또 심방세동으로 인해 심장의 내피세포가 손상되는 것과 혈액응고인자들이 활성화하는 상황도 혈전형성의 중요한 원인이다.

심방세동은 혈류의 흐름, 내피세포의 안정성, 그리고 혈액응고 시스템에 복합적인 영향을 미치며 혈전형성을 촉진한다. 심장의 공간이 넓기 때문에, 다른 원인에 비해 혈전 발생 가능성 및 혈전의 크기도 훨씬 커지게 된다. 이런 이유로 심방세동은 그 중증도 및 재발 가능성으로 볼 때, 최악의 뇌졸중 원인 질환이라고 볼 수 있다.

내 심방세동은 얼마나 위험한가?

모든 심방세동이 위험한 건 아니다. 특히 젊은 사람은 다른 동반 질환이 없으면 뇌졸중 위험도를 그렇게 높게 보지 않는다. 하지만 고혈압 하나만 동반되어도 그 환자의 뇌졸중 위험도는 크게 증가하게 되니, 각각의 심방세동 환자들이 얼마나 큰 위험도를 가지고 있는지를 세분화해서 나타내는 분류표가 필요하게 되

CHA₂DS₂-VASc 점수 및 항목	
C	심부전 congestive heart failure 또는 좌심실 기능저하 (1점)
H	고혈압 hypertension (1점)
A₂	75세 이상 age (2점)
D	당뇨병 diabetes (1점)
S₂	이전 뇌졸중, 일과성허혈발작, 또는 혈전색전증 병력 stroke (2점)
V	혈관질환(예: 심근경색, 말초혈관질환) vascular diseases (1점)
A	65~74세 age (1점)
Sc	여성 성별 sex category (1점)

였다. 이런 취지로 많은 모델이 만들어졌지만, 현재 임상에서는 CHA_2DS_2-VASc 점수라는 시스템이 가장 널리 사용되고 있다. 이 점수는 위 표의 임상 요인을 기준으로 계산한다.

여기서 각각의 알파벳이 왜 저런 뜻인지 어리둥절할 듯싶다. 각각은 설명한 상태나 질환의 영단어 첫 글자다. 영어권에서는 어렵지 않지만 국내에서 전파하기엔 쉽지 않다고 생각된다. 그러니 이 시스템은 참고만 하고, 만일 본인이 심방세동이 있다면 하나씩 비교해보기 바란다.

이 점수 체계는 치밀한 과학적 원리보다는 고위험 환자군을 골라내기 위한 진료 목적의 도구라고 보는 게 타당하다. 저런 위험 요인이 많을수록 같은 심방세동을 가지고 있어도 혈전 경향성이 높은 환자일 가능성이 높다고 판단한다. 예를 들어, 점수가 2점 이상인 환자는 항응고 치료가 강력히 권장되며, 이는 혈전형성을 예방하고 뇌졸중 위험을 낮추는 데 필수적이다.

심방세동 진단은 어떻게 이루어질까?

심방세동은 전형적으로 심전도(electrocardiogram, ECG)를 통해 진단된다. 이 검사는 심장의 전기적 활동을 기록하며, 심방세동의 특징인 P파 소실과 불규칙한 RR 간격을 확인할 수 있다. 이는 심방의 비정상적인 전기 활동을 직접 반영하기 때문에 진단의 표준 도구로 사용된다.

하지만 발작성 심방세동과 같이 일시적으로 발생하는 경우, 무증상 기간에는 진단이 어려울 수 있다. 이러한 상황에서는 홀터Holter 모니터링이 유용하다. 이 기기를 이용해 24시간 이상 지속적으로 심전도를 기록하면 발작성 심방세동을 포착할 수 있다. 증상이 드물게 발생하거나 뇌졸중의 원인이 불분명한 경우에는 이식형 루프 기록기를 사용한다. 이 기기는 장기간 심전도를 기록해 심방세동 진단을 돕는 강력한 도구다.

심방세동에 대한 전략

심방세동 환자의 뇌졸중을 막는 데 가장 중요한 전략은 항응고요법이다. 항응고제는 심방세동으로 인한 혈전을 억제해 뇌졸중의 위험을 크게 줄인다. 과거에는 와파린 같은 약물을 주로 사용했지만, 최근에는 복용이 간편하고 효과적인 직접경구항응고제 direct oral anticoagulants, DOAC가 널리 쓰인다. 이러한 약물들은 규칙적으로 복용하는 것만으로도 뇌졸중 예방 효과를 극대화할 수 있어 심방세동 환자에게 매우 중요한 도구다. 항응고제의 사용은 뇌졸중 환자를 다루는 다음 장에서 자세히 설명하도록 하겠다.

항응고요법 외에도 심방세동을 직접적으로 해결하는 시술도 고려할 수 있다. 대표적인 방법이 전극도자절제술(카테터 절제술)이다. 이 시술은 심장의 비정상적인 전기신호가 발생하는 부위를 전극으로 지져서 제거하거나 비활성화시키는 방식이다. 특히 심방세동 초기 단계에 있거나 심부전으로 악화되기 전에 시행하면, 정상 박동으로 복귀시키는 데 매우 효과적이다. 좌심방 부속물의 혈전형성을 예방하기 위해 기계적 폐쇄술을 사용하는 경우도 있는데, 이는 항응고제를 사용할 수 없는 고위험 환자에게 유용하다.

심방세동과 뇌졸중의 관계를 제대로 이해하고 적절한 치료를 시행하면, 환자의 삶의 질은 물론 뇌졸중 회피로 인해 생존율도 크게 향상된다. 최신 기술과 과학적 발견들은 심방세동 치료의 효과를 더욱 높이고 있으며, 다양한 전문가들이 협력하는 다학제적 접근은 치료의 성공 가능성을 극대화하는 중이다. 심방세동 관리와 뇌졸중 예방은 이제 단순히 생존의 문제가 아니라, 환자가 더 나은 삶을 살 수 있도록 돕는 중요한 의료 과제이다.

핵심 요약 & 실천 지침

· **뇌졸중 위험 요인 7종과 대처법** ·

고혈압	무증상으로 뇌혈관을 손상시키는 '침묵의 살인자'. 뇌졸중의 가장 큰 단일 위험 요인 **대처법**: 염분 제한, 운동, 금연 등 생활 습관 개선, 필요 시 A~D 계열 약물로 적극적 혈압 조절
당뇨병	고혈당이 혈관벽을 손상시켜 뇌경색 위험을 증가시키는 대혈관성 질환 **대처법**: 식단 조절과 운동을 병행, 환자 상태에 맞춘 혈당강하제를 사용해 당화혈색소를 7% 미만으로 유지
고지혈증	죽상경화증을 촉진해 뇌경색 발생에 직접적인 영향을 미침 **대처법**: 뇌졸중 위험도에 따라 약물요법(스타틴, 에제티미브, PCSK9 억제제)을 시행해 LDL 콜레스테롤 수치 관리

흡연	혈관 염증과 죽상경화반 파열을 유도해 모든 형태의 뇌졸중 위험을 2배 이상 높임 대처법: 금연은 모든 질환 예방의 출발점, 약물·행동요법 등 가능한 모든 방법을 동원해 즉시 중단
음주	적은 양도 고위험군에서는 위험하며, 음주 자체가 뇌졸중 위험을 증가시킬 수 있음 대처법: 음주 경험이 없다면 시작하지 말고, 고위험군은 반드시 금주하며, 건강한 사람도 주 2회 이하 적정량만 허용
비만 및 대사증후군	운동 부족과 식이 문제로 유발되며, 심혈관질환 및 뇌졸중 발생 위험을 최소 2배 이상 높임 대처법: 체중 감량, 식습관 개선, 유산소+근력운동을 통해 인슐린 저항성과 대사이상을 개선하고 필요 시 약물치료를 병행
심방세동	혈전 생성으로 인해 뇌경색 위험을 급증시키는 고령층의 주요 뇌졸중 유발 요인 대처법: 뇌졸중 예방을 위해 항응고제를 규칙적으로 복용하고, 필요 시 전극도자절제술이나 좌심방 폐쇄술 고려

3장

단언컨대, 뇌졸중은 가장 예방하기 쉬운 병이다

뇌졸중 발생 단계별 예방 실천법

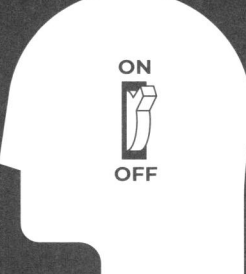

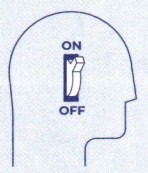

　이 책은 일반인을 위한 건강 서적을 염두하고 썼다. 하지만 책을 쉽게 쓴다고 해서, 수준 높은 뇌졸중학의 내용을 일부만 보여주거나 오도해서는 안 될 것이다. 국내의 많은 건강 서적들을 보면 명확한 과학적, 의학적 증거나 사실을 알려주는 데 미흡하거나 근거 없는 건강 처방을 대중에게 알려주는 경우가 많다. 이는 논리적 비약이라는 이론적 문제 외에도 미신적이거나 마술적인 처방이 횡행하는 이유가 되기도 한다. 의학은 과학의 한 줄기다. 나는 일반인의 눈높이에서 권고에 대한 근거를 제대로 알려주는 것이 의학을 바탕으로 한 건강 서적의 기본이라고 생각한다.

　지피지기면 백전불태百戰不殆. 이제 여러분은 지난 장들을 통해서 뇌졸중에 대한 기본 지식을 갖추게 되었다. 쉽지는 않았겠지만, 뇌졸중의 여러 혈관적 위험 요인들과 이런 위험 요인들이 어떻게 동맥경화증을 유발하는지, 이 혈관들이 어떻게 막히거나 터지는지 그 원리를 이제 이해하게 되었을 것이다. 이번 장에서는 뇌졸중의 발생 상황을 시간 축과 발생에 미치는 주연, 조연을 넣은 나만의 '뇌졸중 발생 모델'로서 설명하려고 한다. 발생 모델을 이해하면 발생되는 상황까지의 여러 시간적 단계와 위험성을 이해할 수 있게 된다. 이 모델과 각각의 단계를 이해해야 본인의 단계에 맞는 최적의 뇌졸중 예방 전략을 세울 수 있다. 아무리 좋은 건강지식도 모든 사람에게 같은 방법으로 적용되는 것은 아니다. 소셜미디어에서의 잘못된 건강 정보 범람은 이러한 질병 단계를 제대로 이해하지 못한 오류에서 비롯되기도 했을 것이다. 자, 그럼 뇌졸중의 발생과정과 그 단계에 대한 탐구를 시작해보자.

뇌졸중 발생의
단계 모델과 상황 모델

뇌졸중 발생 단계는 총 4단계

뇌졸중 발생 단계는 상황 모델과 단계 모델을 바탕으로 0단계에서 3단계까지 총 4단계로 구별되어 있다. 0단계는 거의 뇌졸중 위험이 없는 분들이고, 4단계는 최고로 위험이 높은 환자들을 말한다. 이를 알기 쉽게 설명해보겠다

0단계는 상황 모델에서 총알이 준비되지 않은 상태 혹은 권총조차 없는 상태를 말한다. 단계 모델에서는 위험 요인이 전혀 없거나, 조절이 잘되는 한 개 이하의 위험 요인을 가진 50세 이하 일반인을 의미한다. 즉, 한마디로 뇌졸중 발생 가능성이 매우 적은 사람으로, 1년 내 뇌졸중 발생 가능성은 0.01% 이하라고 볼 수 있다.

1단계는 상황 모델에서 총알을 준비한 상태를 말한다. 아직 장전되지는 않았지만 총알을 준비했다는 의미는 뇌졸중의 여러 위험 요인을 가지고 있는 상황을 의미한다. 단계 모델로는 고혈압, 당뇨, 고지혈증, 흡연, 음주, 비만, 운동 부족, 심방세동, 노화 중 두 개 이상의 위험 요인을 가지고 있거나, 노화를 제외한 잘 조절되지 않는 한 개의 위험 요인을 가진 사람을 의미한다. 이 단계에서 1년 내 뇌졸중 발생률은 0.01에서 1% 사이 정도로 판단된다. 노화의 기준은 학술적으로 다양하지만, 여기에서는 나의 식견에 따라 50세 이상을 기준으로 삼는다. 아마도 상당히 많은 독자가 여기에 해당될 것으로 예상된다.

2단계는 단계 모델에서 뇌졸중의 직접적 원인인 동맥경화증, 동맥류 등 혈관 변성이 발생한 상황이고, 상황 모델에서는 총알을 장전한 상태를 말한다. 위험 요인들을 오랜 기간 제대로 조절하지 않은 상황이니 대책 없이 이대로 갈 경우 뇌졸중 1년 발생률을 1~3% 정도로 예측한다. 모든 동맥경화증이나 동맥류가 뇌졸중을 바로 일으키는 것은 아니니, 동맥경화증이 있다고 진단받았어도 너무 낙심할 필요는 없다. 변성 상태에 따른 최적의 대비책을 알려드릴 테니 잘 따라와주길 바란다.

3단계는 방아쇠를 당겨서 총알이 발사된 상태를 말한다. 즉, 최종 단계인 뇌졸중이 발생한 환자를 말한다. 개인적으로 비극이 발생한 상황이지만, 이 단계에서도 치료 및 회복과 재발 예방을 위한 많은 의료적 수단들이 있다. 뇌졸중의 1년 내 재발률은 3~10% 정도로 매우 높은 수준이다. 뇌졸중 손상에서 최대한 회복해서 정상적인 삶을 영위하기 위해 초급성기, 급성기, 만성기에 맞는 여러 대책들이 필요하다.

그럼 간단한 개념 설명은 이 정도로 하고, 이어서 각 단계의 내용을 자세히 알아보자.

뇌졸중 발생 단계 구분

단계 구분	상황 모델	단계 모델
0단계	권총 및 총알이 없는 상태	위험 요인이 없거나 조절이 잘되는 한 개의 위험 요인만 있는 50세 이하의 정상인
1단계	권총과 총알만 준비한 상태	고혈압, 당뇨, 고지혈증, 흡연, 음주, 비만, 운동 부족, 심방세동, 노화 중 두 개 이상의 위험 요인을 가지고 있거나, 노화를 제외한 잘 조절되지 않는 한 개의 위험 요인을 가진 사람
2단계	권총에 총알이 장전된 상태	동맥경화증, 동맥류 등 뇌졸중 직접 원인인 혈관 변성이 발생한 사람
3단계	방아쇠를 당겨 총알이 발사된 상태	뇌졸중이 발생한 사람

뇌졸중 발생 단계 모델

여러 번 언급했지만, 뇌졸중은 위험 요인의 오랜 노출에 의한 합병증이다. 가장 중요한 '직접적' 원인은 죽상경화증으로 대표되는 동맥경화증인데, 이런 혈관 변화는 수십 년에 걸친 위험 요인의 노출에 의해서 발생한다. 적어도 5~10년에 걸친 고혈압, 당뇨, 고지혈증, 흡연, 음주, 비만, 운동 부족 등의 위험 요인 노출이 동맥경화증이라는 병변을 발생시키고, 그 병변에서 어느 날 갑자기 발생한 혈전증이나 혈관파열이 비로소 뇌졸중을 일으키는 것이다. 즉, 뇌졸중은 잘못된 생활 습관이 오랜 기간 누적되었을 때 어느 날 갑자기 나타나는 합병증이다.

이러한 과정을 이해하고, 앞으로 나올 뇌졸중 단계를 한번에 이해하기 위해 준비한 도표를 보자.* 이 도표는 뇌졸중의 발생 원인과 영향력을 하나의 그림으로 표현한 뇌졸중학의 정수다. 내 경험과 지식이 농축된 그림이고, 이 책의 핵심 주제를 단번에 설명하는 그림이니 이 표를 주의 깊게 보길 바란다.

이 그림에서는 고혈압, 당뇨, 고지혈증, 흡연, 음주, 비만, 운동 부족이라는 교정 가능한 위험 요인들과 함께 노화라는 교정 불가능한 요인이 나열되어 있다. 이러한 위험 요인이 수십 년간 지속적으로 혈관에 스트레스를 유발해서 대혈관 죽상경화증 및 소혈관 동맥경화라는 동맥경화증을 유발하는 상황을 잘 묘사하고 있

* 뇌졸중의 발생 단계

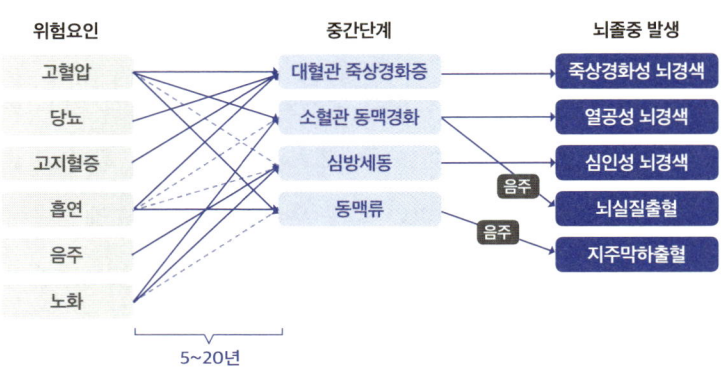

다. 이런 병변은 그 자체로는 무증상이지만, 어느 날 갑자기 변성된 병변이 내부적으로 파열되는 문제가 생기면 혈관 내에서 혈전이 발생해서 뇌경색이 생길 수 있고, 외부적으로 파열되면 뇌실질출혈의 합병증이 나타나게 된다. 이에 덧붙여 중간 단계로 심방세동과 동맥류도 삽입되어 있는데, 이들은 각각 심인성 뇌경색 및 지주막하출혈이라는 뇌졸중을 일으킨다는 걸 앞에서 자세히 설명한 바 있다.

 이 발생 단계 모델에서는 동맥경화증이라는 큰 중간 단계가 뇌졸중의 직접적 원인이라는 것이 핵심이다. 위험 요인이 아무리 많다고 해도, 중간 단계만 발생하지 않는다면 뇌졸중이 생길 가능성은 거의 없다는 걸 아는 게 중요하다. 그러니 본인이 고혈압,

당뇨 환자라고 낙심하거나, 약을 무서워할 필요가 없다. 목표를 알고 잘 조절만 하면 동맥경화증은 생기지 않는다.

이 장에서는 다음에 설명할 뇌졸중 발생 상황 모델을 포함해서 뇌졸중의 발생 단계를 0단계에서 3단계까지 정의할 예정이다. 그럼 발생 상황 모델을 알아보도록 하자.

뇌졸중 발생 상황 모델

이번에는 뇌졸중 '단계' 모델에서 뇌졸중의 발생 '상황'을 좀 더 쉽게 알아보기 위해 '권총 모델'을 소개한다.** 권총을 한번 상상해보자. 권총을 발사하려면 총알을 장전하고 방아쇠를 당겨야 한다. 총알을 장전하지 않는다면, 아무리 방아쇠를 당긴다고 해도 권총은 발사되지 않는다. 위험 요인을 뇌졸중의 근본적 원인(총알)이라고 할 때, 어느 날 갑자기 뇌졸중을 발생시키는 그 당시 상황적 요인은 촉매 혹은 스위치 역할(방아쇠)을 한다고 볼 수 있다. 총알이 장전된 상태는 동맥경화증이라고 볼 수 있고, 방아쇠를 당기는 상황은 동맥경화반 파열, 혹은 혈관파열이라고 보면 된다. 즉, 뇌졸중은 오랜 기간 위험 요인에 노출되어 드디어 총알을 장전(동맥경화증 생성)하게 된 사람이, 어느 날 갑작스럽게 방아쇠 역할을 하는 상황(동맥경화반 파열/혈관파열)을 만나서 발생하는 것이라고 이해할 수 있다.

일상생활의 다양한 상황이 방아쇠를 당기는 역할을 할 수 있다. 극단적으로는 막장 드라마에서 자주 나오는 상황이 있다. 그곳에서는 등장인물이 화를 내거나 소리를 지르다가 갑자기 뒷목을 잡고 쓰러지곤 하는데, 이런 상황은 조금 과장된 면이 있지만 틀린 것은 아니다. 아마도 그 어머니는 뇌경색보다는 뇌출혈 발생 가능성이 높을 것 같다. 실제로 많은 환자들은 발생 직전이나 며칠 전부터 감염, 과로, 수면 부족, 정서적 스트레스, 금식, 과다한 운동, 탈수, 내과적 질환 등 일상생활의 다양한 신체적, 정신적 스트레스 상황이 있었다고 호소한다. 대개 이런 경우 의사들은 애초에 동맥경화를 일으킨 고혈압, 당뇨 등을 원인이라고 하지, 스트레스 상황을 뇌졸중의 원인이라고 설명하지는 않는다. 어느 누구도 일상생활에서 스트레스 상황을 완전히 피할 수는 없기 때문이다. 하지만 이런 환자들 중 일부는 이미 동맥경화증이 상당해서 총알이 장전된 상황, 즉 뇌졸중 발생을 위한 준비가 끝난 상태였기 때문에, 일상생활에서의 스트레스가 쉽게 방아쇠 역할을 했으리라고 볼 수 있다. 총알이 장전되어 있지 않으면 방아쇠를 당겨도 총알이 발사되지 않듯, 만약 이런 스트레스가 몹시 심했다고 해도 동맥경화증이 없으면 뇌졸중은 생기지 않는다. 마찬가지로 총알을 장전했어도 방아쇠를 만지지 않으면 총알이 발사되지 않듯, 동맥경화가 심해도 일상생활을 조심하고 필요한 예방

** 뇌졸중 발생 상황 모델

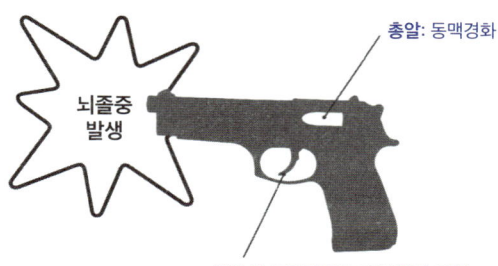

약제를 복용하면 뇌졸중은 생기지 않는다.

이게 내가 주장하는 뇌졸중 발생 상황의 핵심 이론이다. 권총과 총알 장전, 방아쇠, 이렇게 세 가지 핵심 요소를 머리에 넣어두면 뇌졸중 발생 단계를 쉽게 이해할 수 있다. 이걸 강조하는 이유는 우리가 각자 다양한 단계에 속해 있어서, 단계별로 맞는 예방지침을 적용하기 위함이다.

그럼 앞에서 설명한 발생 단계 모델과 권총을 이용한 발생 상황 모델을 바탕으로 뇌졸중 발생 단계를 구별해서 알아보도록 하자.

0단계:
아무 증상이 없어도 안전하지 않다

무조건 안심할 수 있을까?

서론에서도 언급했듯, 뇌졸중 0단계는 뇌졸중 발생 가능성이 거의 없는 사람을 말한다. 수치로 정확히 언급하기는 쉽지 않지만, 추정컨대 1년 내 뇌졸중 발생 가능성이 0.01% 이하가 아닐까 한다. 단계 모델에서는 위험 요인이 전혀 없거나, 조절이 잘되는 한 개 이하의 위험 요인을 가진 50세 이하 일반인을 말하고, 상황 모델에서는 총알이나 권총조차 준비가 안 된 상태로 비유할 수 있다.

여기서 한 개 정도의 위험 요인은 다음과 같은 상황을 말한다. 고혈압의 경우, 가벼운 수준이어서 약물을 먹지 않거나, 한 가지만 복용하면서 130/80mmHg 이하로 항상 조절되고 있어야 한다.

고지혈증은 160mg/dL 이상의 LDL 콜레스테롤로 진단되었으나 약물로 쉽게 조절되는 경우, 당뇨는 있다고 해도 약물 사용 없이 당화혈색소 7% 이하로 조절되는 상황을 말한다.

한 개의 위험 요인 기준에 흡연은 포함되지 않는다. 현재 흡연을 하고 있다면 무조건 1단계로 직행한다고 보면 된다. 0단계에 해당하는 흡연은 안 피우거나 중단한 지 10년 이상 경과한 경우만 말한다.

음주 역시 일주일에 2회 이상 하거나, 폭음이 잦은 경우는 1단계 직행이다. 일반적으로 폭음 및 고위험 음주의 기준은 다음과 같다. 하나, 월간 폭음. 최근 1년 동안 한 번의 술자리에서 남자는 일곱 잔 이상, 여자는 다섯 잔 이상 음주한 경우. 둘, 고위험 음주. 1회 평균 음주량이 남자는 일곱 잔 이상, 여자는 다섯 잔 이상이고, 이를 주 2회 이상 하는 경우. 따라서 여기에서 허용 가능한 음주는 일주일에 2회 이하로 소주 기준으로 두세 잔 이하로 섭취하는 수준이다.

비만 역시 체질량지수 $30kg/m^2$인 2단계 비만 및 고도비만의 경우 뇌졸중 1단계 직행이다. $25\sim30kg/m^2$의 1단계 비만은 뇌졸중 0단계에 해당한다.

운동 부족은 연구마다 달라서 정의하기 쉽지 않으나, 일주일에 2시간 반 이상 중강도를 넘는 운동을 하지 않거나, 하루 8000보에서 1만 보 이상 빠른 걸음 등의 고강도 유산소운동을 하지 않는 경우를 말할 수 있다.

심방세동은 잠깐이라도 발견되면 바로 2단계 직행이다. 만일 부정맥이 발견되더라도 심방세동이 전혀 없는 상태여야 한다.

50세 이하에서 이 정도라면 사실 뇌졸중이나 심근경색을 걱정할 만한 분들이 아니겠지만, 건강은 자신하는 게 아니라고 하지 않나. 바쁘고 건강 챙기기 힘든 현대사회에서 40~50대의 돌연사는 드문 일이 아니다. 많은 경우, 심근경색이나 부정맥으로 인한 심장마비, 지주막하출혈 등 심각한 뇌졸중이 돌연사의 원인이 된다. 그러니 0단계라 하더라도 뇌졸중의 예방을 위해서 다음 장에서 언급할 예방 대책을 잘 숙지하기 바란다.

0단계부터 대비해야 한다

가장 이상적인 건강상을 한번 생각해보자. 아마도 위험 요인이 전혀 없고, 체중 관리와 적당한 운동 등 건강생활을 하며, 뇌졸중의 유전적 소인과 가족력이 없는 젊은 사람, 이 정도가 여러분이 생각하는 가장 이상적인 건강인의 모습 아닌가? 아마도 이런 사람이 꾸준히 자기를 관리한다면 적어도 10~20년간 뇌졸중 걱정은 거의 없을 것이다. 하지만 이런 사람이 흔한가? 아마도 정신없이 바쁜 우리나라 일터의 특성상 30세만 넘어도 위에서 언급한 조건을 맞추는 건 거의 불가능할 것이다. 그래서 나는 뇌졸중 0단계를 아주 건강한 상태가 아닌 '잘 조절되는 한 개의 위험 요인을 가진, 50세 이하의 일반인'이라고 정의했다. 이 정도라면 꽤 많은 분들이 자신을 0단계라고 생각할 듯싶다. 그럼에도 최근 40~45세 이하 젊은 층의 뇌졸중 발생은 과거보다 증가하고 있는 추세다. 심지어 이들이 유전적 소인을 가진 특수한 경우가 아니라는 게 더 놀라운 점이다. 상당수는 동맥경화증에 의한 전형적인 뇌졸중이다. 노인성 뇌졸중은 과거 평균 65세 수준이었지만 73세 정도로 점점 늦어지는 데 반해, 젊은 뇌졸중에서 전형적 동맥경화증이 많아진다는 건 무슨 뜻일까? 아무래도 20~40대에 걸친 과도한 음주, 흡연, 비만, 운동 부족 등 잘못된 생활 습관이 과거보다 심해진 결과라고밖에 설명이 되지 않는다. 그러므로 단지 50세 미만이라는 이유로 지나치게 안심해서는 안 된다. 아무리 건강에 자신이 있어도, 이제부터의 내용은 꼭 읽고 가벼운 예방법을 생활에 잘 적용하기 바란다.

   본 단계에서 한 개 이하로 허용하는 위험 요인은 고혈압, 당뇨, 고지혈증, 음주, 비만이다. 물론 그 정도가 심하지 않고 평소 잘 조절하고 있다는 것이 조건이다. 고혈압, 당뇨, 고지혈증의 경우,

진단을 받았어도 약을 먹지 않아도 조절될 수준이거나, 한 개 정도의 약을 먹고 목표 기준으로 잘 조절되는 경우를 말한다. 음주는 소량만을 허용하며, 비만은 체질량지수 $25 \sim 30 \text{kg/m}^2$의 1단계 비만만을 허용한다. 물론 여기에서도 잘 조절되거나 심하지 않다고 해도 고혈압과 당뇨, 혹은 고혈압과 비만 두 가지를 가지고 있다면 0단계가 아니고 1단계로 넘어가게 된다.

본인이 0단계로 판단된다면 어떻게 하면 될까? 알기 쉽게 나열식으로 지침을 설명해보겠다.

내가 0단계라면?: 뇌졸중에 걸리지 않는 실천 지침

- **적어도 한 달에 한 번은 혈압을 체크한다.**

  가능하다면 일주일에 1~2회 체크하는 게 좋다. 기준치는 130/80mmHg 이하다. 우리나라 고혈압의 기준은 140/90mmHg이지만 미국은 130/80mmHg이다. 고혈압의 기준은 느슨한 것보다는 빡빡한 편이 낫다. 혈압계를 장난감이라고 생각하고 자주 재는 습관을 들이면 더욱 좋다.

- **당뇨는 1년에 한 번 당화혈색소 검사를 한다.**

  6.0% 이하는 정상, 6.0~6.5%는 당뇨 전 단계, 6.5% 이상은 당뇨, 7.0% 이상은 약물 필요 수준이다. 본인 당화혈색소 수치가 6.0%를 넘

어간다면 식이조절과 운동, 체중감량 등의 전략이 필요한 순간이다. 이러한 생활 습관 조정만으로도 당화혈색소는 정상 수치로 쉽게 떨어지니 당뇨를 너무 두려워하지 않도록 하자.

- **고지혈증도 1년에 한 번 검사한다.**

일반인에게서 LDL 콜레스테롤의 정상 기준치는 160mg/dL 이하다. 운동과 식이조절로 LDL 콜레스테롤도 어느 정도 감소시킬 수 있지만, 당화혈색소만큼 잘 떨어지지는 않는다. 본인 간의 기본 능력치이기 때문이다. 아무리 노력해도 160mmHg 이상이라면 약물 사용을 주저할 필요는 없다.

- **음주는 어떤 경우도 억지로 시작할 필요는 없다.**

소량 음주자는 그대로를 유지하거나 중단하는 게 좋다. 앞서 언급한 대로, 프렌치패러독스는 와인에만 국한된 것이 아니고 소량의 모든 음주가 뇌경색과 심근경색 예방 효과가 있는 것은 맞다. 하지만 뇌출혈에 있어서는 소량의 음주도 다 위험 요인이 된다. 게다가 외상이나 치매, 사회적 문제 등 여러 부작용을 수반한다. 본인이 절주를 생활화할 수 있다면 괜찮지만, 그렇지 않다면 끊는 게 차라리 낫다.

- **흡연은 애초에 0단계가 아닌 1단계에 해당한다.**

    흡연은 만병의 근원이다. 어떤 경우도 흡연은 허용하지 않는다. 간접흡연도 절대 좋지 않으니 흡연자를 멀리하도록 하자.

- **체질량지수는 나이에 따라 다르지만, 40세가 넘은 경우라면 체질량지수 22~27kg/m^{2}이 의학적으로 추천된다.**

    체질량지수는 간과되는 정보가 많은 간편한 측정법인 탓에 의학적으로 여러 비판이 있지만, 일반에 전파하기 쉽다는 너무 좋은 장점이 있기에 세계보건기구에서도 이를 대체할 다른 지표를 내세우지는 못하고 있다. 너무 찐 경우도 나쁘지만 너무 마른 경우도 좋지 않다. 절대적인 체질량지수를 목표로 삼지 말고 22~27kg/m^2 정도로 산다고 편하게 마음 먹는 게 좋다. 약간의 과체중이 오히려 건강에 좋거나 수명이 길다는 보고가 많다.

- **운동은 꾸준한 것이 최고다.**

    과도한 운동 프로그램을 짜서 오히려 운동을 중단하지 않도록 잘 관리해야 한다. 적당한 수준의 유산소, 무산소운동을 섞어서 꾸준하게 지속한다. 과유불급. '몸짱'을 목표로 하거나 바디프로필을 위한 무분별한 운동 유혹에 넘어가지 않는다. 평생 갈 운동으로 잘 선정한다. 하루에 1만 보 이상 빠르게 걷는 것만으로도 뇌졸중 예방에는 충분히 효과적이다.

- **심전도는 1년에 한 번은 시행한다.**

    심방세동의 존재 여부만 확인한다. 심방세동을 확인할 수 있는 스마트워치의 활용은 아주 좋은 전략이다. 매일 스마트워치를 사용할 필요는 없다. 한 달에 한 번 생각날 때만 해도 상당한 도움이 된다.

- **40~50세 사이라면 뇌 MRI를 한 번 시행하는 것을 추천한다.**

    본인이 고혈압이 없다고 생각해도 고혈압은 애초에 무증상이라 스스로 알 방법은 없다. MRI를 통해 고혈압에 의한 무증상 손상(의학적으로 백질 변성이라고 한다) 여부를 확인하면 좋다. 드물게 본인이 몰랐던 확실한 뇌졸중 병변을 확인하는 경우도 있다. MRI는 국가에서 보장하는 건강검진에 들어가지 않고 비급여 검사다. 비급여 항목은 각 병원에서 수가를 마음대로 지정할 수 있기에 굳이 3차 병원으로 가서 찍으려 할 필요는 없다. 어차피 검사는 MRI 장비가 하는 것이고 1.5T(테슬라) 이상의 장비라면 뇌동맥류를 찾는 데 충분한 해상도다. 뇌동맥류 판독은 우리나라 영상의학과 전문의의 기본 소양이니 굳이 병원을 가릴 필요는 없다. 집 주변에서 1.5T 이상의 장비를 가지고 영상의학과 전문의가 판독하는, 저렴하고 평판이 좋은 병원을 찾아서 한번쯤 시행해보기를 추천한다.

- **나이와 무관하게 MRA(혈관 MRI)는 한번쯤 시행하기를 추천한다.**

    사망률 50%에 이르는 지주막하출혈의 상당수 원인은 뇌동맥류의 파열이다. 뇌동맥류는 평상시 증상으로는 알 방법이 전혀 없다. MRA나 CTA(혈관 CT)로만 확인이 가능한데, CTA는 방사선 노출의 위험이 있으므로 MRA가 훨씬 나은 방법이다. 만약 뇌동맥류가 발견이 된다면 당신은 인생의 기회를 한번 더 얻었다고 해도 과언이 아니다.

- **경동맥 초음파는 경동맥의 동맥경화를 확인하는 데 민감도와 특이도가 아주 높은 좋은 검사 방법이다.**

    게다가 방사선 피폭도 없고 힘들지도 않다. 다만 검사자의 주관적 해석이 들어갈 여지가 많다는 게 단점이긴 하다. 우리나라처럼 과잉 진료가 문제되는 곳에서는 경동맥 초음파 검사 결과가 과장되게 나오는 일이 비일비재하다. 검사는 좋으나 오히려 병원에 얽매이게 될 우려가 있어서 추천하기 참 애매하다. 검사를 많이 추천하는 병원은 대개 과잉 진료 우려가 있다. 교과서적으로 잘 진료하는 병원이 있다면 아주 좋은 검사이니 잘 활용해보길 바란다.

― 핵심 요약 & 실천 지침 ―

· 뇌졸중 0단계 ·

다음의 위험 요인이 없거나 한 개 이하

고혈압	약을 복용하지 않거나 한 가지만 복용하면서 130/80mmHg 이하로 잘 조정
당뇨	약물 사용 없이 당화혈색소 7% 이하
고지혈증	LDL 콜레스테롤 160mg/dL 이상이나 약물로 잘 조절
흡연	안 피우거나 중단한 지 10년 이상 경과. 그렇지 않으면 1단계
음주	일주일에 2회 이하, 소주 기준으로 두세 잔 이하로 섭취
비만	체질량지수 25~30kg/m^2
운동 부족	일주일에 2시간 반 넘게 중강도 이상 운동을 하지 않거나, 하루 8000~1만 보 이상 빠른 걸음 등의 고강도 유산소운동을 하지 않는 경우
심방세동	없어야 함. 발견되면 2단계

━━ 핵심 요약 & 실천 지침 ━━

· 뇌졸중 0단계 실천 지침 ·

고혈압 예방	기준치 130/80mmHg 이하. 일주일에 한두 번 체크
당뇨 예방	당화혈색소 6.0% 이하. 1년에 한 번 체크
고지혈증 예방	LDL 콜레스테롤 160mg/dL 이하. 1년에 한 번 체크
음주 대책	일주일에 2회 이하. 한 번에 두 잔 이하. 안 되면 차라리 금주
흡연 대책	금연
비만 대책	체질량지수 22~27kg/m^2
운동 방법	적당한 수준의 유산소/무산소운동. 하루에 1만 보 이상 빠르게 걷기
심방세동 자가검진	1년에 한 번 심전도. 스마트워치 권장
MRI 자가검진	40세 이상이면 추천
MRA 자가검진	누구나 한 번 추천. 뇌동맥류 확인 목적
경동맥 초음파 자가검진	본인 판단

1단계:
고혈압과 당뇨가 신호탄이다

뇌졸중 예방에 가장 적절한 시기

　뇌졸중 1단계는 이제 뇌졸중 발생을 염두에 두어야 하는 단계다. 50~60%의 대다수 일반인들이 이 단계에 속할 텐데, 실제로 뇌졸중을 체감한 적은 없기에 바쁜 일상 속에서 그러려니 하고 살 듯싶다. 하지만 이 단계에서는 '절대로' 뇌졸중 예방을 고려하는 삶을 살아야만 한다. 남은 생을 뇌졸중 및 심근경색과 무관한 건강한 삶을 원한다면 말이다.

　이 단계는 개인적, 가정적, 국가적으로 보기에도 뇌졸중을 예방하기에 가장 적절한 시기다. 투입하는 비용이나 자원은 간단한데 반해 나중에 돌아오는 뇌졸중 예방의 이득은 비교할 수 없는 수준이니 말이다. 여기에서는 뇌졸중 발생 가능성이 0.01~1% 수준 정도다. 이렇게 말하면 희박한 것 아니냐고 할 것 같은데, 1년 동안 100명에 한 명이 뇌졸중이 생기는 수준이니 결코 드문 사건이 아니다. 동일한 조건의 친구 100명 중 한 명이 그해에 뇌졸중이 생길 거라면 감이 오시는지.

1단계는 장전되지 않은 총알을 준비한 상태다.* 즉, 언제든지 장전할 수 있는 총알이 준비된 상태라, 뇌졸중의 확실하고 조절되지 않는 위험 요인을 한 개, 조절되는 위험 요인을 두 개 이상 가지고 있는 상황이다. 위험 요인의 각론을 보도록 하자.

나이는 50세 이상이면 위험 요인 한 개를 보유한 사람으로 간주한다. 억울하지만 할 수 없다. 노화는 고혈압 등 위험 요인이 없어도 혈관의 완결성에 문제를 일으키는 확실한 원인이기 때문이다.

* 뇌졸중 1단계

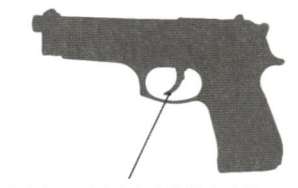

방아쇠: 동맥경화반 파열/혈관 파열   총알: 동맥경화

고혈압, 당뇨, 고지혈증을 진단받은 사람이라면, 약물을 복용하든 안 하든 위험 요인이 있는 것으로 간주한다. 약물을 복용하면서 잘 조절되는 경우라고 해도 위험 요인에 포함된다는 사실을 잘 이해해야 한다. 물론 이런 경우 다른 종류의 위험 요인이 두 개 이상인 경우에만 1단계에 들어가게 된다. 만약 고혈압, 당뇨, 고지혈증을 조절하지 않거나, 약물을 복용해도 조절되지 않는 경우는 위험 요인이 한 개라고 해도 바로 1단계 진입이다. 혈압은 평소 130/80mmHg 이상, 당뇨는 당화혈색소가 7% 이상, 고지혈증은 LDL 콜레스테롤 160mmHg 이상을 의미한다. 이런 수치가 한 번 나왔다고 조절이 안 된다고 볼 수는 없지만, 자주 기준 수치를 넘는다면 조절이 안 되는 상황임을 신중하게 진단할 필요가 있다.

흡연도 흡연량과 무관하게 현재 흡연 중이거나 중단한 지 10년 이하인 경우 바로 1단계가 된다. 중단한 지 10년 이상 경과한 경우는 다른 위험 요인과 함께 두 개 이상인 경우를 1단계로 간주한다.

음주는 앞서 거론한 폭음 기준에 들어가면 다른 위험 요인이 없어도 1단계 진입이다. 폭음 수준이 아닌 가벼운 음주는 뇌출혈 위험 요인이므로 다른 가벼운 위험 요인 한 개와 함께 1단계 진입 조건이 된다.

비만은 체질량지수 30kg/m²의 2단계 비만 및 고도비만의 경우, 조절되지 않는 요인이라고 판단해서 한 가지만 있어도 뇌졸중 1단계 직행이다. 25~30kg/m²의 1단계 비만은 다른 위험 요인 한 가지가 있는 경우 1단계가 된다.

운동 부족은 앞서 거론한 조건에 해당 하는 경우라고 해도 바로 1단계가 되지는 않고, 다른 위험 요인이 추가될 경우 1단계로 간주한다.

심방세동은 언급한 대로 워낙 심각하고 중요한 위험 요인이라 단 1초간 발견되었어도 2단계로 간주한다.

위험 요인을 철저히 조절하라

앞서 뇌졸중 0단계에서도 의외로 챙길 것이 많다고 느꼈을지 모른다. 하지만 정리하고 보면 그렇게 많은 내용은 아니다. 건강생활에 대한 마음가짐과 행동 및 혈압 측정을 제외하면, 1년에 한 번 건강검진 때 측정할 일부 항목이 있고, 평생 한 번 정도 MRI/MRA를 해보라는 게 전부다. 하지만 뇌졸중 1단계는 뇌졸중을 인생에서 염두에 두기 시작하는 단계로, 기본적인 사항 외에 진단된 위험 요인을 적극적으로 조절하는 게 원칙이라고 보면 된다.

뇌졸중 1단계는 장전되지 않은 총알을 준비한 상태로 뇌졸중의 확실하고 조절되지 않는 위험 요인을 한 개, 조절되는 위험 요인을 두 개 이상 가지고 있는 상황이다. 나이가 50세 이상이면 기본 위험 요인 한 개를 가진 것으로 간주하니, 50세 이상의 상당수가 이 단계에 해당될 가능성이 매우 높다. 젊은 사람이라고 해도 위험 요인을 조절하지 않은 경우는 모두 본 단계에 해당한다. 쉽게 말해서, 고혈압을 방치하고 있거나 당뇨 및 고지혈증, 고도비만, 흡연, 폭음 등은 나이와 무관하게 1단계에 해당한다. 50세 이상이면 잘 조절 중이라고 해도 1단계에 해당한다고 보면 된다. 심방세동은 뇌졸중 위험도가 커서 1단계가 아닌 2단계 직행임을 잊지 말도록 하자.

1단계에서는 위험 요인을 철저하게 조절하는 것이 원칙이다. 아래 각론을 보도록 하자.

내가 1단계라면?: 뇌졸중에 걸리지 않는 실천 지침

- 혈압이 종종 140/90mmHg 이상으로 측정되어 고혈압으로 진단받았으면, 일단 6개월간 체중조절과 운동, 저염식을 포함한 건강식단 등 생활 습관 교정으로 혈압 감소 여부를 확인해보자. 이러한 교정은 지속 가능한 방법이어야 하며, 일시적인 교정은 결국 혈압상승으로 이어지게 된다. 6개월간 노력해도 혈압이 지속적으로 140/90mmHg 이상 측

정되면 어쩔 수 없이 약물을 복용할 수밖에 없다. 처음 진단 당시 혈압이 160/100mmHg 이상으로 측정된다면 처음부터 약물 투여를 고려할 수 있다. 자동혈압계를 구입해 생활 습관 교정이나 약물 복용 중 매일 혈압을 측정하는 습관을 들이도록 한다. 안정된 상태에서 혈압이 지속적으로 130/80mmHg 이하로 나오는 게 가장 좋다.

- 당화혈색소가 6.5% 이상으로 측정되어 당뇨로 진단받으면, 역시 식단 조절과 체중감량, 운동 등의 방법으로 생활 습관 교정을 시작한다. 3~6개월마다 당화혈색소를 측정해서 6.0% 이하로 조정하는 것을 목표로 한다. 7.0%를 넘지 않는 경우라면 굳이 약물을 시작할 필요는 없고, 생활 교정을 지속한다. 고혈압과 당뇨는 체중감량의 효과가 매우 커서 체질량지수 25~30kg/m^{2}인 1단계 비만의 경우 5~6kg 정도의 감량만으로도 해당 질환이 해결되는 경우가 많다. 처음부터 7.0% 이상으로 진단된 당뇨는 약물 투여를 고려할 수 있으나, 그래도 생활 습관 교정을 시작하는 것이 좀 더 추천된다. 6개월간 노력해도 7.0% 이하로 떨어지지 않으면 약물 투여를 시작할 수 있다. 8.0% 이상으로 최초 진단된 당뇨는 바로 약물 투여를 하는 것이 원칙이다.

- LDL 콜레스테롤이 160mg/dL 이상으로 측정된 고지혈증 역시 6개월간 생활 습관 교정을 실시한다. 고혈압, 당뇨와는 다르게 체중감량 등에

따른 효과가 아주 뚜렷한 것은 아니지만, 생활 교정은 위험 요인 조절에 필수라고 생각해야 한다. 6개월 이후에도 160mg/dL 이상으로 측정되면 약물 투여를 시작할 수 있다. 약물을 투여한 경우엔 적어도 1년에 한 번 LDL 콜레스테롤을 측정해 100mg/dL 이하로 조정하는 것이 좋다.

- 음주는 소량의 음주라면 허용 가능하나, 폭음은 당장 중단하도록 한다. 소량의 음주가 폭음으로 발전할 소지가 있으면 아예 금주하는 것이 낫다.

- 흡연은 절대 중단하고, 간접흡연도 피하도록 한다.

- 비만의 조절은 0단계와 동일하다. 40세가 넘은 경우라면 체질량지수 22~27kg/m^{2}이 적절하다.

- 운동과 심전도 지침 역시 0단계와 동일하다.

- 아직 MRI, MRA를 시행한 적이 없다면, 1단계에서 꼭 한 번은 시행하기를 강력히 추천한다. 0단계에서 언급한 대로, 이 정도에서는 MRI 보험 급여가 되지는 않으므로 1.5T 이상의 장비를 가진 곳에서 저렴하게 촬영하는 게 좋다. 지나간 뇌졸중 여부, 동맥경화증 상태, 뇌동맥류 존재 여부 등을 잘 살펴보도록 하자.

- 경동맥 초음파로 동맥경화 여부를 보는 것도 아주 좋다. 0단계 내용을 참고로 하자. 단 경동맥 초음파는 경동맥(목동맥)만 측정하므로 머리 안쪽의 동맥경화증 여부는 판단하지 못한다. 뇌혈류 초음파로 뇌동맥을 측정하기는 하지만 경동맥 초음파처럼 혈관을 직접 영상화하는 건 아니다. 그래도 이 검사는 뇌동맥 혈류의 속도 및 부하 등 혈류 협착과 스트레스를 보는 데 가장 정확하다. 하지만 실제 혈관을 눈으로 보는 것은 아니니 한 번만 시행한다면 MRA를 하는 것이 더 적절하다.

─── 핵심 요약 & 실천 지침 ───

· 뇌졸중 1단계 ·

조절되지 않는 위험 요인 한 개, 조절되는 위험 요인 두 개 이상

나이	50세 이상
고혈압	혈압 130/80mmHg 이상
당뇨	당화혈색소 7% 이상
고지혈증	LDL 콜레스테롤 160mmHg 이상
흡연	현재 흡연 중이거나 중단한 지 10년 이하인 경우 1단계. 중단한 지 10년 이상 경과한 경우는 다른 위험 요인과 함께 두 개 이상인 경우 1단계
음주	폭음 기준에 들어가면 다른 위험 요인이 없어도 1단계. 가벼운 음주는 다른 위험 요인과 함께 두 개 이상인 경우 1단계
비만	체질량지수 30kg/m^2 이상은 1단계. 25~30kg/m^2의 경우 다른 위험 요인과 함께 두 개 이상인 경우 1단계
운동 부족	일주일에 2시간 반 넘게 중강도 이상 운동을 하지 않거나, 하루 8000~1만 보 이상 빠른 걸음 등의 고강도 유산소운동을 하지 않는 경우, 다른 위험 요인과 함께 두 개 이상인 경우 1단계
심방세동	없어야 함. 발견되면 2단계

―― 핵심 요약 & 실천 지침 ――

· 뇌졸중 1단계 실천 지침 ·

고혈압 치료	기준치 130/80mmHg 이하. 6개월간 생활 습관 교정 후 조절되지 않으면 약물치료
당뇨 치료	당화혈색소 6.0% 이하 목표로 하나 7.0% 넘지 않으면 약물치료 불필요. 7.0%를 넘으면 3~6개월 감량 및 생활 습관 교정. 조정되지 않으면 약물치료
고지혈증 예방	LDL 콜레스테롤 160mg/dL 이하. 6개월간 생활 습관 교정 후 조절되지 않으면 약물치료
음주 대책	일주일에 2회 이하. 한 번에 두 잔 이하. 안 되면 차라리 금주
흡연 대책	금연
비만 대책	체질량지수 22~27kg/m²
운동 방법	적당한 수준의 유산소/무산소운동. 하루에 1만 보 이상 빠르게 걷기
심방세동 자가검진	1년에 한 번 심전도. 스마트워치 권장
MRI 자가검진	40세 이상이면 추천
MRA 자가검진	누구나 한 번 추천. 뇌동맥류 확인 목적
경동맥 초음파 자가검진	본인 판단

2단계:
조용한 파괴자, 동맥경화가 시작되었다

뇌졸중을 막을 수 있는 마지막 기회

뇌졸중 2단계는 뇌졸중 일보 직전 단계를 의미한다. 증상은 없지만, 그간 뇌졸중이 발생하지 않은 걸 천운으로 여겨야 하는 단계다. 여생의 행복을 위해, 누구도 아닌 당사자가 뇌졸중에 직접적인 관심과 에너지를 투여해야만 하는 시기다. 여기에서는 1년 내 뇌졸중 발생 가능성이 1~3% 수준으로, 뇌졸중을 막을 수 있는 인생의 마지막 단계라고 인식하는 게 좋다.

이 단계는 혈관 검사를 통해 뇌졸중의 직접적 원인인 동맥경화증이나 뇌동맥류 등의 병변이 확인된 상황을 말한다. 상황 모델로는 권총에 총알이 장전되어 있는 것이다.* 본인이 1단계임을

＊ 뇌졸중 2단계

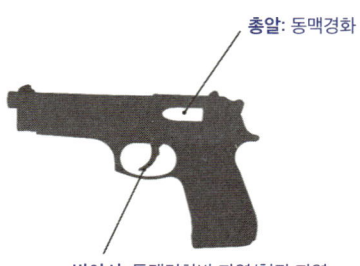

총알: 동맥경화

방아쇠: 동맥경화반 파열/혈관 파열

모르거나, 알더라도 제대로 대응하지 않아서 심각한 혈관 변성이 발생한 상태이다. 이 상태에서 건강검진을 통해 해당 혈관 변성이 있음을 미리 진단했다면 운이 좋은 것으로 봐야 한다.

이런 경우 환자들의 반응은 반반이다. 동맥경화증의 심각성을 이해하고 적절하게 대처하려고 노력하는 부류가 있고, 여태껏 증상이 없었는데 왜 난리냐며 치료를 거부하는 부류가 있다. 과잉 진단도 문제지만, 본인의 몸임에도 불구하고 최소한의 예방을 거부하는 건 몸에 대한 배신행위다. 장두노미藏頭露尾라는 한자 성어가 있다. 꿩이 사냥꾼을 피한답시고 풀숲에 머리를 처박는다는 뜻이다. 사냥꾼이 보기엔 꿩이 어리석어서 어처구니없는 상황이지만, 꿩은 자기만 안 보이면 위험이 사라진다고 생각한다는 것이다. 그러니 동맥경화증을 진단받고 이를 교정하라는 지적을 받았음에도, 자신의 잘못된 생활 습관을 그대로 지속하는 사람은 사실 꿩과 다를 바 없는 수준인 것이다. 독자들은 이미 그 수준을 넘어섰기에 이 책을 읽고 있는 것이라 믿는다.

뇌와 목동맥의 MRI인 MRA 혹은 혈관 CT에서 동맥경화증 혹은 뇌동맥류가 뚜렷하게 발견된 경우가 2단계에 해당한다. 또한 경동맥 초음파에서 확인된 경동맥의 동맥경화증도 2단계로 간주할 수 있다.

사실 2단계 상태에서 모든 동맥경화증이 동일한 위험도를 가지는 것은 아니다. 동맥경화반의 모양이 둥글고 매끈하며, 혈관을 막는 협착 정도가 전체 내경의 50% 이하인 경우는 뇌졸중의 위험도가 상대적으로 높지 않다. 반대로 동맥경화반에 궤양성 변화가 있거나 모양이 불규칙한 경우, 또는 협착 정도가 50%를 넘는 경우는 뇌졸중의 위험도가 크게 높아진다. 후자의 경우는 뇌졸중 환자와 다를 바 없이 아주 적극적으로 뇌졸중 예방책을 사용해야 하지만 전자라고 해서 느슨하게 대처해도 된다는 뜻은 아니다. 약물의 강도나 복용량 등에 차이가 생길 수 있지만 가벼운 동맥경화증도 결코 가볍게 넘겨서는 안 된다.

뇌동맥류 역시 없으면 좋겠지만, 있다고 해서 모두 같은 위험도인 것은 아니다. 사실 모든 뇌동맥류는 위험하지만, 위치와 사이즈, 모양 및 동반된 위험 요인 등에 따라 파열 위험도는 다르다고 보는데 전 세계적인 확실한 합의 사항은 없는 상태다. 대개 크기가 4mm가 넘거나 위치가 내경동맥이 아닌 전, 중, 후대뇌동맥에 위치한 경우, 모양이 불규칙한 경우는 의학적으로 심각하게 본다. 여기서는 그나마 의학적으로 가장 잘 활용되는 객관적 기준을 가지고 설명해보겠다.

뇌동맥류가 있다면 페이지스 점수를 체크

2014년에 네덜란드, 미국, 핀란드, 일본 연구자들이 모여서 여섯 개의 전향적 코호트 연구를 바탕으로 뇌동맥류 파열의 위험도를 예측하는 '페이지스 점수PHASES score'라는 새로운 평가 지표를 만들어서 보고했다.* 이 항목을 보면, 인종, 고혈압, 나이, 동맥류 사이즈, 과거 출혈 여부, 위치 등으로 점수를 매기는 방식으로 되어 있다. 이 평가 지표에 의하면(일본인을 한국인과 유사 점수라고 간주할 때) 사이즈가 작더라도 고혈압에 나이가 70세가 넘으면 바로 5점이 되어 5년 파열 위험율이 1.3%에 도달하게 된다.** 이 정도 위험으로 바로 시술을 결정하기는 쉽지 않으나, 이런 평가 지표가 있으면 환자 본인도 의사결정을 하는 데 꽤 도움이 될 것이다. 만약 동일한 조건에서 동맥류의 사이즈가 작더라도, 위치가 중대뇌동맥에 있다면 점수가 7점이 되므로, 이런 경우엔 많은 의사가 시술을 권유할 것이다. 실제 임상 현장에서 이 평가 지표를

* 페이지스 스코어의 구성과 점수

페이지스 점수 구성 항목			
	인종	북미인, 유럽인 (핀란드인 제외)	0
		일본인	3
		핀란드인	5
	고혈압	없음	0
		있음	1
	나이	70세 미만	0
		70세 이상	1
	동맥류 최대 직경	7.0mm 미만	0
		7.0~9.9mm	4
		10~19.9mm	6
		20mm 이상	10
	다른 동맥류에서 과거 출혈 여부	없음	0
		있음	1
	동맥류의 위치	내경동맥	0
		중대뇌동맥	2
		전대뇌동맥/Pcom/후대뇌동맥	4

✶✶ 페이지스 스코어에 따른 예후

페이지스 위험 점수	연구 대상 환자 수	5년 파열 위험률(95% 신뢰구간)
2점 이하	429명	0.4(0.1~1.5)%
3점	779명	0.7(0.2~1.5)%
4점	543명	0.9(0.3~2.0)%
5점	982명	1.3(0.8~2.4)%
6점	1078명	1.7(1.1~2.7)%
7점	1315명	2.4(1.6~3.3)%
8점	1118명	3.2(2.3~4.4)%
9점	625명	4.3(2.9~6.1)%
10점	388명	5.3(2.5~8.0)%
11점	384명	7.2(5.0~10.2)%
12점 이상	736명	17.8(15.2~20.7)%

활용하는 경우는 흔하지 않다. 현재 국내 많은 신경외과의사들은 자신의 경험과 감으로 시술 및 수술 여부를 결정하곤 한다. 경험이 중요한 자산인 것은 맞지만, 환자 입장에서는 인생이 달린 문

제이니 경험 및 페이지스 점수 등 객관적인 지표 등을 종합해서 의사결정을 하는 것이 적절하다고 본다.

동맥경화증과 동맥류는 사실 신체의 모든 동맥에서 발생하는 혈관 변성이므로 뇌에 특징적인 것은 아니다. 경동맥, 뇌동맥처럼 뇌졸중을 일으키는 직접적인 혈관 문제도 있지만, 심근경색을 일으키는 관상동맥, 사지 혈행장애를 일으키는 팔과 다리 동맥에서도 같은 병변이 확인될 수 있다. 사실 고혈압, 당뇨, 고지혈증, 흡연, 음주 등 모든 혈관 위험 요인들은 뇌동맥에만 영향을 주는 것이 아니고 전신에 영향을 주게 된다. 그러니 관상동맥 동맥경화 환자들은 사지 혈관이나 뇌동맥에도 동맥경화가 있을 가능성이 매우 높다. 한 장기에 동맥경화가 있는 사람이라면 다른 장기에도 동일한 문제가 있을 가능성이 50~80% 수준이라고 봐야 한다. 그러니 다른 장기의 동맥이라고 해도 동맥경화가 발견된다면, 뇌동맥에 문제가 있는 환자로 간주해도 문제가 되지 않으며 오히려 적극적인 예방법이 추천될 수 있다는 점을 알아두자.

늦었다고 생각할 때가 빠르다

사실 이 책을 쓴 목표는 독자들이 2단계까지 오지 않도록 예방하는 것이다. 하지만 인생을 두 번 살 수 있는 것도 아니고, 이미 동맥경화증까지 생겨버린 지금 상황을 되돌릴 수는 없는 법. 이 책을 조금 일찍 만났더라면 이 부분을 굳이 읽을 필요도 없었겠지만, 후회하기엔 너무 이르다. 아직은 뇌졸중이 생긴 것은 아니니, 지금 단계에서도 우리가 노력한다면 충분히 뇌졸중이라는 극단적인 결과는 충분히 막을 수 있다. 물론 이 단계에서도 0단계와 1단계에서 언급한 위험 요인들을 적극적으로 치료하고 조정하는 것이 기본 전략임을 잊어서는 안 된다.

뇌졸중 2단계는 총알이 완전히 장전된 상태를 의미한다. 준비는 완료되었으니 방아쇠만 당기면 끝이다. 이젠 정말 뇌졸중이 임박한 상태다. 단계 모델에서는 동맥경화증, 뇌동맥류 혹은 심방세동을 가진 상태를 의미한다. 이들은 오랜 기간 위험 요인이 작용하며 혈관 및 심장에 만든 변성들로서 뇌졸중의 직접적 원인들이다. 동맥경화증 병변이 혈관 내부로 파열되면 동맥경화성 뇌경색이 되고, 바깥으로 파열되면 뇌실질출혈이 되며, 뇌동맥류가 파열되면 지주막하출혈, 그리고 심방세동으로 혈전이 생기면 심인성 뇌경색이 각각 발생하게 된다.

동맥경화증에 이런 병변이 있으면 바로 2단계로 분류되니 위험 요인 여부는 여기에선 중요하지 않다. 그럼에도 이런 병변들은 위험 요인을 오랜 기간 제대로 조절하지 않아 발생한 것들이다 보니, 여기 해당하는 환자들은 대개 두세 개 이상의 위험 요인을 가지고 있는 게 일반적이다. 심지어는 너덧 개 이상의 거의 모든 위험 요인을 가진 환자도 드물지 않다. 이미 상당히 진행된 혈관 병변들이므로 이 단계에 해당하는 사람은 적극적인 약물 투여로 뇌졸중을 예방해야 한다. 이전에는 아무리 약물 처방을 원하지 않았어도 이 단계에 들어온 이상 이젠 의사를 정기적으로 만나서 원인 병변 모니터링을 해야 하고, 매일 필수 약물을 먹어야만 한다. 더는 본인 자신의 처방이나 민간요법으로 해결할 단계가 아니라는 걸 명심해야 한다.

그럼 이제 2단계로 진단되었을 때 어떻게 대처해야 하는지 하나하나 확인해보자.

내가 2단계라면?: 뇌졸중에 걸리지 않는 실천 지침

- 동맥경화증이 확인된 환자는 항혈소판제제라는 뇌졸중 예방 약물을 투약 받는 게 좋다. 가장 일반적인 약물은 아세틸살리실산(아스피린)이며 우리나라 제형은 100mg이 일반적이라 이걸 매일 한 알에서 세 알 정도 복용하면 된다. 사실 아스피린은 원래 제약사인 독일 바이엘Bayer사의 상품명이지만, 워낙 유명해진 관계로 다들 그렇게 부르고 있다. 일회용 반창고를 대일밴드라고 부르는 것과 같은 맥락이다. 좀 더 나은 약물로는 클로피도그렐이 있다. 아스피린보다 약효는 좀 더 강하고 부작용은 더 적은 편이다. 하지만 이는 의사의 전문적 처방이 필요한 약물이므

로 정확한 상담이 필요하다. 일부 환자들은 실로스타졸을 사용하기도 한다. 동맥경화증이 심한 경우엔 아세틸살리실산과 클로피도그렐 두 가지를 한꺼번에 먹는 경우도 있다. 출혈 부작용 등이 우려되어 뇌졸중이 생기기 전엔 흔하지 않은 요법이지만, 반드시 필요한 경우엔 일정 기간 사용하기도 한다.

- 동맥경화증은 앞에서 언급한 것처럼 대혈관 죽상경화증과 소혈관 동맥경화증으로 구별한다. 이렇게 구별하는 이유는 두 질환이 다른 뇌졸중을 일으키기도 하고, 치료나 예방법도 다르기 때문이다. 먼저, MRA나 혈관 CT, 경동맥 초음파를 통해 죽상경화증이 발견된 경우 앞에서 언급한 항혈소판제제의 투여는 기본적 치료가 된다. 머리 내부의 혈관이 아닌 목 부위의 목동맥(내경동맥)에서 발생한 죽상경화증은 적극적인 수술(경동맥 내막절제술)이나 혈관스텐트 삽입술의 대상이 된다. 여기서 이런 수술이나 시술의 해당 조건을 자세히 알려줄 수는 없으니 원칙만 소개하자면, 아직은 뇌졸중이 없는 경우이므로 경동맥이 약 60% 이상 막힌 경우 시술 및 수술의 대상이 된다. 협착 정도가 심하지 않더라도 죽상경화반이 이미 파열되어 궤양성 변화를 보이는 경우에는 조기 시술과 수술의 대상이 되기도 한다.

- 죽상경화반이 목동맥이 아닌 머리 안쪽 혈관에 발생해서 협착이 생긴

경우에는 기본적으로 시술 및 수술 대상이 아니다. 먼저 수술의 경우, 수술 기법 자체가 어렵고 합병증이 다수 우려되는 등 득보다 실이 많기 때문이다. 풍선을 이용한 혈관성형술의 경우, 기술적으로는 얼마든지 가능하고, 스텐트 삽입도 가능한 혈관이 많지만, 이 역시 추천하는 수술은 아니다. 미국에서 혁신적인 스텐트 제품으로 임상시험을 했지만 시술 중 사고 발생 건수가 예상보다 많았기에, 지금은 미국 및 한국의 가이드라인에서 공식적으로 시술 금지를 권고한 상태다. 물론 환자 별로 조심스럽게 적용할 수 있는 경우도 있으니, 이런 질환을 가진 환자는 담당 신경과/신경외과 전문의와 상황을 잘 상의하는 게 좋다.

- 뇌동맥과 경동맥의 죽상경화반을 가진 환자는 적극적인 내과적, 외과적 치료를 하면서 적어도 2~3년에 한 번 MRA 등을 시행하면서 병변의 악화 정도를 확인하는 것이 좋다. 위험 요인을 확실하게 조절하고 추적한 MRA에서 악화 소견이 없다면 지속적으로 MRA를 시행할 필요는 없다.

- 소동맥 동맥경화증이 발생한 경우엔, 앞에서도 언급했지만, 혈관의 이상을 직접 볼 수 있는 것은 아니다. MRA는 대혈관까지만 볼 수 있는 장비라서 소혈관은 보이지 않는다. 소혈관의 이상은 직접 확인하는 것이 아니고, MRI에 발생한 뇌 조직의 이상 소견으로 소혈관/소동맥 동맥경화증이 있음을 추정한다. 구체적으로 언급하면, MRI에서 지나간 열

공성 뇌경색, 확장된 혈관 주위 병변, 백색질 변성, 미세출혈 등의 병변은 소동맥 동맥경화증으로 발생하는 뇌 병변들이라서 이런 병변의 존재 여부와 강도를 보고 소동맥 동맥경화증의 진행 정도를 가늠한다. 이들은 위험 요인이 없어도 정상 노화에서 어느 정도 발생할 수는 있지만, 나이에 비해 심한 병변이 관찰되면 고혈압, 흡연 등의 위험 요인을 잘 조절하지 않았을 가능성이 매우 크다. 이들 병변의 존재만으로 무조건 치료 대상이 되는 것은 아니고, 그 정도가 심하다고 판단되는 경우 항혈소판제제를 쓰는 것이 일반적이다. 다만 뇌출혈의 우려로 대개는 한 가지의 항혈소판제제만 저용량으로 사용한다. 위 병변들이 대개 뇌의 회색질이 아닌 백색질에서 발견되기에 이들을 합쳐서 '백(색)질 변성'으로 통칭하는 경우도 많다.

- 소동맥 동맥경화증으로 인한 백질 변성 환자는 특별한 경우가 아니라면 지속적인 MRI 추적검사의 대상은 아니다. 경제적으로 여유가 된다면 치료 경과를 보기 위해 3~6년 뒤에 한 번 정도 MRI를 시행할 수는 있겠다. 물론 위험 요인이 잘 조절되지 않는 환자에게는 추적검사를 자주 하도록 권유할 수도 있다.

- 뇌가 아닌 심장의 관상동맥이나 사지 혈관의 죽상경화반이 건강검진 등으로 확인된 환자는 기본적으로 항혈소판제제 투여가 필요하다. 또

한 뇌동맥의 상태를 아직 검사한 적이 없다면 MRI/MRA로 뇌와 뇌혈관을 확인하는 검사가 필요하다.

- 뇌동맥류가 확인된 환자들은 앞서 언급한 페이지스 점수를 확인해 미래의 파열 가능성을 자세히 따지도록 한다. 대개 동맥류의 사이즈가 4mm 이상이거나 모양이 불규칙하다면 기본적으로 시술 대상이 된다. 시술은 대퇴동맥을 통해서 혈관 카테터를 삽입하고 혈관조영술을 통해 미세 코일G.D.C coil을 뇌동맥류에 채워넣는 것이 일반적이다(코일 색전술). 비교적 쉽고, 편리하며, 성공률도 아주 높기 때문에 전 세계적으로 가장 많이 하는 시술이다. 과거엔 미세클립으로 동맥류를 결찰하는 수술을 많이 했으나, 성공률에 큰 차이가 없으면서도 합병증이 적은 코일 색전술이 기본적 치료가 되었다.

- 뇌동맥류를 가진 환자는 시술 대상이 아니어도 1~3년마다 MRA 등으로 뇌동맥류의 크기와 모양 변화를 확인하는 게 적절하다. 위험 요인이 잘 조절된다면 촬영 간격을 더 늘려도 괜찮다.

- 심방세동이 확인된 환자는 거의 대부분 항응고제 치료를 시작해야 한다. 하지만 65세 이하이고, 다른 위험 요인이 전혀 없다면 항응고제 등 약물치료 없이 관찰하거나 항혈소판제제만 투여하는 경우도 있다. 심

방세동의 위험도는 의학적으로 CHA$_2$DS$_2$-VASc 점수(151쪽)를 측정해서 추정하는 게 일반적이다. 이 표를 기준으로 남자 2점, 여자 3점을 넘어가면 대개 항응고제를 투약하게 된다. 예를 들어, 고혈압만 있는 65세 이하라면 투약하지 않을 수 있지만, 당뇨가 추가되거나, 65세를 넘어가면 항응고제가 기본 치료가 된다.

- 심방세동이 발견된 지 얼마 안 되었다면, 초기에 혈관조영술을 이용한 시술(가령, 전극도자절제술)을 해서 정상 박동으로 복귀시키기도 한다. 이런 시술은 심방세동이 심부전으로 발전되기 전에는 효과가 매우 좋으니 담당 의사와 적극적으로 상담하도록 한다.

- 심방세동으로 인한 심인성 뇌경색 예방에 듣는 항응고제가 과거엔 와파린 밖에 없었다. 하지만 신약의 발전으로 직접항응고제가 도입되어 활발하게 사용되고 있다. 와파린에 비해 약물 상호작용이 훨씬 적고, 지속적인 혈액검사가 필요 없다는 장점이 있다. 여기에 해당하는 대표적 약물로는 앞선 장에서 자세히 설명한 다비가트란, 리바록사반, 아픽사반, 에독사반 등이 있다. 하지만 판막 질환을 동반한 심방세동이 있는 경우는 여전히 와파린을 사용하는 것이 원칙이다.

- 동맥경화증, 뇌동맥류 등의 병변이 확인된 환자들은 대개 고혈압 병력

을 가지고 있다. 고혈압 병력이 있다면, 그간 적절하게 혈압조절을 해왔는지 확인이 필요하다. 혈압 수첩 등으로 매일 혈압 변동을 추적하도록 한다. 만일 혈압조절이 불충분했다면, 약물 용량을 충분히 올리거나, 다른 분류의 약물을 추가하는 등의 적극적 조절이 필수적이다.

- 병변 발견 후 처음 고혈압이 의심되는 경우엔, 0단계나 1단계의 경우처럼 생활 습관 교정만 적용할 수는 없다. 2단계에서 처음 발견되는 고혈압은 처음부터 생활 습관 교정과 함께 즉각적으로 약물이 투여되어야 한다. 환자에게만 고혈압을 맡기기엔 이미 늦어버렸다는 게 옳은 판단이다. 물론 이 경우에도 적극적인 체중감량과 운동을 통해 혈압약을 중단하는 경우도 있기는 하다. 안정된 상태의 혈압이 지속적으로 130/80mmHg 이하가 나오도록 철저하게 조절해야 한다.

- 당뇨도 2단계에서는 고혈압과 유사하게 대처한다. 물론 당화혈색소가 6.5~7.0%인 경우는 약물 사용을 유보하고 식단 조절과 체중감량, 운동 등의 방법으로 생활 습관 교정을 시작한다. 처음부터 7.0% 이상으로 진단된 당뇨는 바로 약물 투여를 시작한다. 3~6개월마다 당화혈색소를 측정하며 약 6.5% 수준으로 조정하는 것을 목표로 한다. 초기엔 경구 혈당강하제를 사용하는 것이 원칙이나, 잘 조절되지 않을 때는 인슐린 사용까지 고려한다.

- 이 단계 환자들은 고지혈증의 진단 기준이 달라진다. 0단계 및 1단계에서는 LDL 콜레스테롤이 160mg/dL 이상만 고지혈증이었으나, 2단계에서는 진단 기준은 없고, 100mg/dL 이하 혹은 70mg/dL 이하라는 치료 목표만 제시한다. 대개의 경우 100mg/dL 이하로는 조절해야 하는데, 일반인들의 수치가 대개 100~130mg/dL 수준이라서 거의 대부분 고지혈증 치료를 받아야 하는 상황이 된다. 즉, 동맥경화증을 가지고 있으면 대체로 스타틴을 포함한 고지혈증 치료제를 투여한다는 말이다. 동맥경화증의 핵심 성분에 대한 치료이므로 적극적인 조절이 필수적이다.

- 음주는 1단계와 크게 다르지 않으나, 조금이라도 폭음 가능성이 있으면 더욱 적극적으로 금주를 해야 한다.

- 흡연 역시 절대 중단하고, 간접흡연도 피하도록 한다.

- 비만의 조절은 0단계 및 1단계와 동일하다. 40세가 넘은 경우라면 체질량지수 22~27kg/m^{2}이 적절하다.

- 운동 지침은 1단계보다는 약간 완화된다. 과격한 운동이 오히려 동맥경화증이나 뇌동맥류를 가진 환자에게 방아쇠 역할을 하게 될 수도 있기 때문이다. 단기간 높은 수준의 무산소운동은 가급적 피한다. 체중이 불

지 않는 수준에서 꾸준하게 유산소운동을 하는 것이 좋다. 예를 들어, 걷기를 하기로 했다면, 하루에 빠른 속도로 1만 보를 걷는 수준으로 운동을 유지하도록 하자.

- MRI나 MRA 혹은 경동맥 초음파, 혈관 CT 등 한 종류의 검사만 시행된 경우라면, MRI와 MRA를 모두 시행하는 게 좋다. 해상도가 매우 우수해서 뇌 조직의 상태와 동맥경화증, 뇌동맥류를 확인하는 데 가장 정확한 방법이다.

― 핵심 요약 & 실천 지침 ―

· 뇌졸중 2단계 ·

동맥경화증	CT, MRI/MRA, 경동맥 초음파에서 발견된 의학적으로 의미 있는 동맥경화증이 있는 경우
동맥류	CTA, MRA에서 발견된 위험도가 높은 동맥류가 있는 경우
심방세동	발견된 모든 경우

―― 핵심 요약 & 실천 지침 ――

· 뇌졸중 2단계 실천 지침 ·

동맥경화증	항혈소판제제 복용: 아스피린, 클로피도그렐, 실로스타졸
목동맥 죽상경화증	심한 경우 경동맥 내막절제술이나 혈관스텐트 삽입술
뇌동맥류	심한 경우 코일 색전술이나 동맥류 결찰술
MRI 혹은 MRA	의사의 처방에 따라 실시
심방세동	항응고제 복용
고혈압 치료	대개 130/80mmHg 이하 목표. 거의 약물 복용
당뇨 치료	당화혈색소 7.0% 이하 목표. 거의 약물 복용
고지혈증 치료	대개 LDL 콜레스테롤 70 혹은 100mg/dL 이하 목표 거의 약물 복용
음주 대책	일주일에 2회 이하. 한 번에 두 잔 이하 안 되면 차라리 금주
흡연 대책	금연
비만 대책	체질량지수 22~27kg/m^2
운동 방법	지나친 운동은 금물. 단기간 높은 수준의 무산소운동은 가급적 피할 것. 하루에 1만 보 이상 빠르게 걷기

3단계:
이미 발생했다면 재발을 막아라

적극적 대처만이 살길이다

뇌졸중 3단계는 이미 뇌졸중이 발생한 환자를 말한다.* 상황 모델로는 이미 방아쇠를 당겨서 총알이 발사된 상태다. 이미 발생한 상황이니 발생률은 의미가 없고, 재발률이 중요해지는데, 뇌졸중은 한번 발생한 사람에게 더 많이 발발하는 특성이 있다. 이미 한번 생겼으니 공평하게 이젠 발생하지 않는 게 아니고, 재발률이 0~2단계 해당하는 사람들보다 훨씬 높은 것이다. 이 말은 이때부터 신경과의 단골손님이 된다는 뜻이다. 뇌졸중의 1년 내 재발률은 3~10% 정도로 아주 높아서, 제대로 대처하지 않으면 5년 내 재발률이 40~50%를 넘어간다. 여생 동안 2~3회 이상 재발

＊ 뇌졸중 3단계

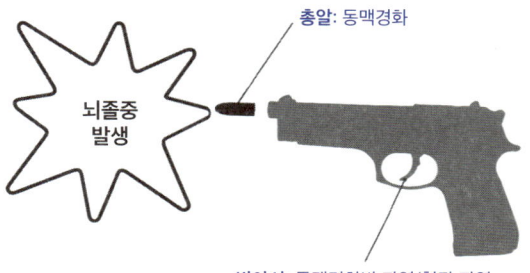

할 각오를 해야 된다는 뜻이다.

이 상황에서는 이미 발생한 뇌졸중의 치료가 일차적으로 중요하고, 치료가 마무리된 상황이면 재발을 막기 위한 예방 대책이 필수적이다. 앞으로 언급하겠지만, 이 환자들에겐 의학적으로 공인된 모든 예방 대책을 가장 강력한 수준으로 적용하게 된다. 이미 장애가 생긴 사람에게는 더 심한 장애를 예방하기 위해서, 운 좋게 거의 회복된 환자들에게는 다시는 같은 경험을 하지 않도록 하기 위해서다. 해당 환자들은 약간의 부작용이 있더라도 이를 감수하며 많은 약물을 복용할 수밖에 없는 단계로 진입했음을 잘 이해해야만 한다.

심근경색이 있었던 환자나 말초혈관 혈행 문제로 100미터도 못 걷고 다리에 통증을 느끼는 절뚝거림(파행) 증상을 가진 보행

장애 환자도 뇌졸중과 동일한 단계로 간주한다. 앞서 언급했듯이, 동맥경화증과 동맥류는 뇌에 국한된 것이 아니고 모든 혈관에서 발생할 수 있고, 다른 혈관에 동일한 문제가 생기면 뇌에도 같은 문제가 있을 가능성이 아주 높기 때문이다. 또한 우리가 사용하는 예방 및 치료 약물들은 뇌에만 작용하는 것도 아니기에 이런 혈관 변성은 전신적으로 평가하는 것이 합리적인 접근일 수밖에 없다.

이 시기엔 초급성기 치료, 급성기 치료 및 재활, 만성기 재활 및 예방 대책이 몹시 중요하다. 사실 이 영역이 전통적인 신경과의사의 치료 분야라서, 이 분야에 대한 내용이 뇌졸중 교과서 전체의 상당 부분을 차지하는 게 일반적이다. 하지만 이 책에서는 일반 독자가 이해할 만큼 쉽고 재미있게 설명해보겠다.

위험 요인 조절로 재발을 방지하자

3단계는 최종 단계로 결국 뇌졸중이 생겨버린 상황이다. 여러분들이 진작 이 책을 읽었다면 이 지경까지 오지 않았을 테지만, 이미 지나버린 인생은 어떨 수 없는 것. 이젠 뇌졸중이 발생한 분들을 위한 치료법과 재발 예방법을 자세히 설명해보겠다. 이 단계에서도 생활 습관 교정은 당연히 중요하나, 지나친 체중감량과 운동은 오히려 뇌졸중 재발의 원인이 되므로 일반인에게 적용하는 수준의 가혹한 교정은 불가능하다. 이 단계에서는 약물의 역할이 절대적이다. 현대 의학적 견지에서 뇌졸중 예방 약물은 사실 앞으로 더 필요 없을 정도로 충분하게 개발된 상태다. 그러니 이 단계의 뇌졸중 환자들은 재발 방지를 위해 약물 관리를 철저하게 받아야 한다는 점을 잊어서는 안 된다.

뇌졸중 3단계는 이미 총알이 발사된 상태다. 그럼 탄창은 깨끗하게 비워진 상태냐 하면, 그건 절대 아니다. 다음 총알이 더 빠른 속도로 자동 재장전 된다고 생각하면 된다. 어느 누구보다도 위험 요인 조절이 안 된 경우여서 동맥경화증이 뇌혈관 곳곳에 포진하고 있는 상태라, 같은 혈관뿐 아니고 다른 혈관에서도 뇌졸중 발생이 임박한 경우가 흔하다. 심방세동 역시 뇌졸중 중에서 가장 심각한 심인성 뇌졸중을 일으킬 뿐만 아니라 뇌졸중 재발률도 가장 높은 위험 요인이다. 다만 지주막하출혈의 경우는 조금 다른데, 뇌동맥류 발생이 흔한 것은 아니라서 인생에서 같은 질환을 두 번 경험하는 경우는 드물다.

뇌졸중이 발생하면 지금 발생한 뇌졸중을 잘 치료하고, 재활 운동을 통해 손상을 최소화해야 한다. 다만 여기 3단계에 해당하는 사람들은 위험 요인을 3~5개 이상 가진 경우가 아주 흔하고 재발률도 높으므로 위험 요인을 어떤 경우보다 철저하게 조절해야 한다. 이제 다음 장에서 그 방법을 알아보도록 하자.

4장

시간이
곧 뇌의 운명을
결정한다

회복과 재발 사이, 생존 매뉴얼

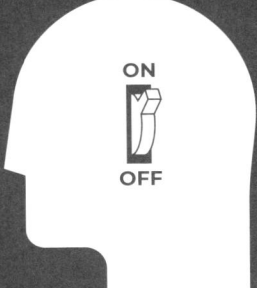

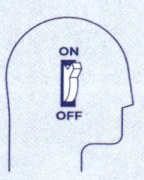

여러 번 말하지만, 뇌졸중은 뇌로 가는 혈류가 갑자기 막히거나 터져서 발생하는 의학적 상황이다. 이로 인해 뇌세포들이 산소와 포도당을 받지 못해 빠르게 죽어가는데, 뇌경색이나 뇌실질출혈의 위치는 당연히 문제가 발생한 뇌혈관의 분포를 따르게 된다. 대개 뇌졸중을 일으킨 일부 혈관의 문제이기 때문에, 뇌졸중도 뇌의 일부에서만 발생하고, 따라서 환자도 전체가 아닌 일부의 신경학적 증상을 호소하게 된다. 그런데 뇌졸중의 증상은 뇌의 손상 부위에 따라 다양하게 나타나는 게 특징이다. 신경과 전문의는 환자의 증상만으로 뇌졸중의 위치를 추정하는 훈련을 받게 되는데, 여기에서는 일반인들이 알아야 할 특징적인 뇌졸중

증상만 설명하도록 하겠다.

  사실 이런 증상을 처음 느낀 사람들은 아마도 처음부터 뇌졸중이 왔다고 짐작할 가능성이 높다. 평생 느껴보지 못한 증상이기 때문이다. 모든 증상의 공통점은 '갑자기' 발생한다는 것이고, 과거부터 있던 두통, 어지럼증 등은 뇌졸중이 아닐 가능성이 매우 높다. 이전에 없던 증상이 갑자기 발생한 경우에는 일단 의심부터 하도록 하자.

증상:
뇌가 보내는 시그널을 읽어라

- **언어장애(실어증):** 말을 만들어내지 못하거나 제대로 이해하지 못하는 증상을 실어증이라고 한다. 대뇌의 좌측 반구에 위치한 언어중추(브로카영역 및 베르니케영역)가 손상되었을 때 발생한다. 전두엽의 브로카영역은 말을 생성하는 데 관여하며, 측두엽의 베르니케영역은 말의 이해를 담당한다. 이 두 영역을 연결하는 신경 경로의 손상도 언어장애를 일으킬 수 있다.

- **발음장애(구음장애):** 일반인 수준에서는 언어장애와 구음장애를 굳이 구별할 필요는 없다. 둘 모두 언어와 관련된 증상이기 때문이다. 이 둘을 그래도 구별하자면, 구음장애는 언어 자체와는 무관하게 발음이 뭉

개지는 증상을 말하고, 언어장애는 발음과 무관하게 언어 그 자체를 이해하거나 만들어내지 못하는 증상을 말한다. 구음장애는 입, 혀, 연구개로 가는 운동신경을 관장하는 부위의 뇌졸중으로 발생한다. 사실 팔다리의 운동기능이 마비되는 것과 같은 맥락의 증상이고 아주 흔한 뇌졸중 증상이다.

- **한쪽 팔다리의 마비 또는 약화(편마비)**: 얼굴, 팔 또는 다리의 한쪽이 갑자기 힘이 빠지거나 움직이기 어려워지는 증상이다. 구음장애와 더불어 뇌졸중 환자가 가장 많이 호소하는 증상이다. 대뇌에서 운동을 관장하는 전두엽의 일차 운동피질과 여기에서 내려오는 신경섬유가 뇌졸중으로 침범당할 때 발생한다. 이 신경은 반대편을 관장하기 때문에 뇌졸중의 부위와 편마비의 방향은 서로 반대다. 즉, 우측 대뇌의 손상은 좌측 편마비로 나타난다.

- **시각(혹은 시야)장애**: 한쪽 눈 시력 전체 혹은 양쪽 눈의 일부 시야가 저하되는 증상이다. 혈전이 눈으로 가는 동맥을 막으면 한 눈의 시각을 잃을 수 있다. 또한 시각 정보를 처리하는 뇌의 후두엽이 손상되면 양쪽 눈의 일부 시야가 손상되기도 한다. 의학적 원리를 자세히 이해할 필요는 없고, 갑자기 시력 문제가 생길 수 있다는 사실만 기억하자.

- **갑작스러운 균형 또는 보행 문제**: 걸을 때 비틀거리거나, 몸의 균형을 잡기 어려워지는 증상이 나타날 수 있는데, 이는 주로 소뇌 혹은 관련 부위에 발생한 뇌졸중이 원인인 경우가 많다. 소뇌의 원래 기능이 몸의 균형을 유지하고 운동기능을 세밀하게 조정하는 역할이어서, 이 부위의 뇌졸중은 균형 및 보행 조정 문제 등으로 발생하게 된다.

- **갑작스러운 심한 두통**: 아무런 원인 없이 갑자기 심한 두통이 발생할 수 있다. 뇌경색에서는 흔하지 않으나 뇌실질출혈에서 잘 발생하는 증상이다. 뇌는 두개골로 갇힌 공간이라서 뇌실질출혈이 생겨 부피를 가지는 새로운 종괴가 생기면 뇌압이 높아져서 두통이 발생할 수 있다. 지주막하출혈의 경우엔 큰 동맥의 출혈이라 엄청나게 뇌압이 올라가며, 해당 환자는 인생에서 느낀 적이 없는 어마어마한 두통을 느끼게 된다. 이 경우 두통과 함께 의식장애가 동반되어 심하면 혼수상태에 빠질 수도 있다.

- **인지기능 이상**: 환자의 의식에 문제가 생겨 졸려하거나 심하게는 혼수상태가 될 수 있다. 가벼울 경우 주변을 잘 인지하지 못하고 혼란을 느끼거나, 주위 사람에게 적절하게 반응하지 못하는 증상이 생기기도 한다. 이는 대뇌피질에서 의식과 관련된 전두엽과 측두엽에 병변이 생겼을 때 주로 발생하는 증상이다.

* 미국뇌졸중학회의 FAST 캠페인

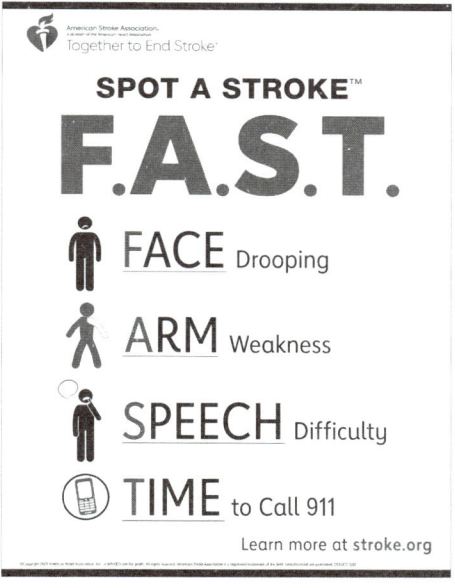

여기에서 언급한 증상들은 한 가지만 생기는 경우도 있으나, 여러 증상이 조합되어 나타나기도 한다. 뇌졸중 증상에 대한 바른 인식이 빠른 치료의 필수 요건이다 보니, 이런 증상을 알리는 것이 많은 나라에서 중요한 캠페인이 되곤 한다.

미국뇌졸중학회에서 주도하는 F.A.S.T.라는 캠페인이 대표적이다.* F.A.S.T.는 그 단어 자체로 '빨리'라는 의미를 가지고 있지만, F는 Face(얼굴 마비), A는 Arm(팔다리 마비), S는 Speech(언어 및 구음장애), T는 Time으로 시간이 없다는 뜻으로 만든 약자이기도 하다. 즉, 얼굴이나 팔다리 마비 및 언어 구음장애가 생기면 뇌졸중이니 빠른 속도로 병원에 가라는 의미로 만든 아주 좋은 캠페인이다. 우리나라에도 이렇게 단어로 만든 캠페인이 없는 것은 아니지만, 일반에 전파하기 민망한 수준이 많다. 우리도 광고/마케팅 전문가들에게 의뢰해서 간단하게 홍보할 수 있는 캠페인 문구가 필요하다고 본다. 아무튼 이 책의 독자들은 '팔다리 마비나 언어장애가 갑자기 생기면 뇌졸중'이라는 한 문장만 잘 기억하길 바란다.

전조 증상

외래 클리닉에 찾아오시는 환자들 중 상당수가 본인의 증상이 뇌졸중이 아닌지 확인받으러 오는 사람이다. 가끔 실제 뇌졸중 증상인 경우도 있지만, 90% 이상은 본인이 가진 가벼운 신체적 이상 혹은 심리적 증상을 걱정하다가 병원을 찾는다. 이들이 흔하게 호소하는 증상의 사례를 들어보자면 아래와 같다.

- 머리가 늘 아프거나 묵직해서 항상 걱정이 된다.
- 어지럼증이 자주 있었는데 오늘 좀 심해진 것 같다.
- 눈꺼풀이 자주 떨린다.

- 입꼬리가 처진 것 같다 혹은 얼굴 한쪽이 자주 떨린다.
- 한쪽 팔다리가 오래전부터 힘이 빠진 것 같다, 혹은 불편하다.
- 몸 한쪽의 느낌이 다르다.

외래에 이런 증상으로 오시면, 우선 걱정 말라고 말씀드린다. 이런 증상은 뇌졸중의 전조 증상이 99.9% 아니다. 전조 증상이라고 하면 '큰 뇌졸중을 예측할 수 있는, 평소에 감지되는 가벼운 증상'을 의미한다고 여기므로 불안감이 드는 것이지만, 이런 생각은 완전히 틀린 생각이다. 뇌졸중의 전조 증상은 뇌졸중의 증상과 완전히 동일하다. 뇌졸중의 전조 증상은 뇌졸중 증상과 동일하다니 이게 무슨 말일까?

뇌졸중 전조 증상을 두고 '미니 뇌졸중'이라는 표현을 쓰기도 하는데, 이는 정확한 학술적 표현이 아니다. 전조 증상의 정확한 학술적 표현은 '일과성허혈성발작'인데, 이름이 복잡하니 전조 증상 정도로 통용하는 게 좋다. 뇌졸중의 전조 증상은 혈전으로 막혀서 뇌졸중이 시작되었으나, 운 좋게도 그 혈전이 부서지거나 녹으면서 혈류가 개선될 때 발생한다. 즉, 뇌졸중이 생기다가 풀린 증상이므로 뇌졸중 증상과 다를 리가 없다. 위에서 언급한 팔다리 마비, 언어/구음장애, 시각장애, 균형 장애 등이 흔한 전조 증상들이다. 다만 이 증상이 30분 이내에 호전되면 이를 뇌졸중이 아닌 전조 증상이라고 부른다. 일과성허혈발작의 학술적 정의에서는 24시간 이내에 회복되는 경우를 말하는데, 일반적으로는 30~60분을 넘지 않을 때가 많다.

전조 증상을 경험한 환자들은 응급실 방문을 꺼리곤 한다. 놀라긴 했지만, 이미 좋아진 상태라서 그런지 응급실을 방문할 정도는 아니라고 생각한다. 하지만 이건 완전히 잘못된 생각이며, 인생의 마지막 기회를 놓치는 행위일 수도 있다. 전조 증상을 경험한 환자의 약 20%가 90일 이내에 뇌졸중이 재발하며, 대부분은 첫 48시간 이내에 재발한다고 알려져 있다. 지금은 정상이지만, 향후 며칠 이내에 뇌졸중으로 평생 장애인이 될지 모를 일이다. 그러니 전조 증상이라는 확신이 들면 당장 응급실로 가서 재발을 막기 위한 처치를 받아야 한다. 단 1~3일 정도의 처치만으로 뇌졸중을 피할 인생의 마지막 기회를 얻을 수 있다.

뇌졸중 자가 진단

결론 먼저 말하자면, 정상 상태에서 뇌졸중 여부를 판단하는 자가 진단법은 존재하지 않는다. 증상이 발생했을 때, 증상이 경미해서 알기 힘들 때 양팔 혹은 양다리의 힘을 판단하는 방법이 있기는 하지만 환자들이 하기에 별로 좋은 방법이 아니다. 차라리 가까운 병원에 가서 의사의 판단을 들어보는 게 낫다.

요즘 유튜브나 종편 채널을 보면 잘못된 건강 정보가 넘친다. 이들 플랫폼의 순기능도 많으나 학술적 경력이나 권위가 없는 사람들도 쉽게 영상을 올릴 수 있다 보니, 잘못된 정보나 건강 음모론 등이 판치는 상황이 벌어진다. 대표적인 문제 중 하나가 바로 뇌졸중의 자가 진단이다. 어떤 종편 프로그램에서는 뇌졸중 자가 진단으로 '코끼리 코' 동작을 하거나, 다른 프로그램에서는 이상한 자세를 취하게 한 후 그 동작을 하는지 못 하는지를 테스트하는 것을 보았다. 어떻게 이런 내용이 티브이에 버젓이 나오는지, 그곳에 나온 의사들은 도대체 뭔지, 참 알 수가 없다. 뇌졸중은 평소 무증상일 때 그런 이상한 동작으로 진단하는 게 아니다. 대개는 일상생활 중 누구나 느낄 정도의 확실한 이상이 생기는 게 대부분이다. 갑자기 한쪽 반신의 이상이 생기는 경우가 많아서, 자가검진이 아니어도 환자가 스스로 모르기는 힘들다.

과거 한 방송에 출연했는데, 작가분들이 프로그램에서 뇌졸중 자가 진단법을 소개해달라고 해서 참 난감했다. 나는 그런 게 없다고 거절했지만, 하도 간곡히 부탁하기에 몇 가지 단서를 달면서 알려준 바 있다. 그 단서는 '뇌졸중 위험도가 아주 높은 사람들에게 한쪽 마비 같은 증상이 생겼는데, 그 증상이 너무 경미해서 본인이 느끼기에 애매할 때만 사용하는 방법'이라고 신신당부를 했다. 자가 진단이라는 방법으로 혹세무민하고 싶지 않아서

였다. 그런데 본방에서는 그런 단서가 편집되는 바람에 내가 자가 진단을 홍보한 의사가 되고 말았다. 예능 프로그램이긴 하지만 지금도 그 클립을 보면 부끄럽기는 매한가지다. 그 이후부터 뇌졸중 관련 영상을 찍을 때는 해당 단서를 더 강력하게 언급하게 되었다.

주변인이 뇌졸중일 때 할 일, 하면 안 되는 일

자신의 부모님이나 배우자가 뇌졸중으로 쓰러지면, 무슨 짓이라도 해서 좋아지게 만들고 싶다는 간절한 마음이 드는 건 당연하다. 예부터 알려진 민간요법 같은 것들도 있다 보니, 그걸 해야 한다고 생각하는 사람들도 있는 듯하다. 이런 민간요법 중에는 손을 따거나 우황청심환을 먹으라는 것 등이 있다. 결론부터 말하자면 이런 행동은 도움이 안 되거나 오히려 해가 될 수 있으니 절대 하지 않는 게 좋다.

손을 따는 행위는 위생적으로 감염 우려가 있기도 하지만, 출혈과 통증으로 교감신경계가 자극되어 혈압 변동이 생겨 뇌졸중이 악화될 가능성이 있다. 우황청심환은 매우 많은 약물이 들어간 혼합물이고 맥박 감소, 혈압 감소, 긴장 완화 등의 효과가 있어서 예민한 성격을 가진 분들이 자주 복용하는 한약이다. 하지만 혈압 감소 등으로 역시 뇌졸중이 악화될 가능성이 있으니 절대 복용하지 않도록 한다.

사실 뇌졸중이 의심될 때 당장 해야 하는 것은 119 전화다. 지체할수록 응급치료가 늦어지게 되니 병원 이송 시간을 줄이는 게 우선이다. 일단 119 구급대가 오기로 했으면 환자를 편안하게 눕혀 놓아야 한다. 팔다리를 주무르는 건 딱히 도움되지는 않으나 나쁠 것도 없으니 해도 무방하다. 환자가 의식이 없는 경우, 구토를 할 수도 있다. 똑바로 누워 있으면 토사물이 기관지로 흡인될 수 있으니 고개는 살짝 옆으로 돌려 놓는 게 좋다. 그 외에는 입원 준비만 하고 119를 기다리면 된다. 들었던 풍월로 아무 행동이나 하는 건 환자 치료에 도움이 되지 않는다. 지식을 바탕으로 합리적으로 행동하자.

병원 이송은 119

뇌졸중으로 병원에 갈 때 119가 나을까, 자가용이니 택시가 나을까? 지하철 등의 대중교통을 생각하는 분들은 없을 거라 생각한다. 이런 상황이 되면 가족들은 환자를 위해서 자가용으로 이동하는 게 낫다고 생각하는 경우가 많다. 가족인데 환자를 위해 뭐라도 해야 한다는 생각에 더 그럴 것 같기도 하지만, 정답은 무조건 119다.

도시 지역의 119 도착 시간은 우리나라가 세계적이다. 서울 지역은 119 도착 시간이 평균 5분 남짓이라고 한다. 만약 자가용으로 간다고 할 때 그 시간이면 주차장으로 이동하는 시간 정도일 텐데, 119는 같은 시간 내에 응급구조사를 포함한 전문 인력이 집에 도착하는 것이다. 게다가 병원으로 가는 동안 사이렌을 켜고 이동하니 누구보다 빨리 병원에 도착할 수 있고, 응급치료가 가능한 병원과의 연락을 통해 가장 잘 치료받을 수 있는 곳으로 환자를 옮길 수 있다. 시간이나 병원 선정 면에서 자가용이나 택시 등과 비교가 안 되니, 뇌졸중 의심 환자는 반드시 119를 이용해야 한다는 걸 명심하자.

어떤 병원으로 가야 하나?

뇌졸중의 응급치료는 모든 병원에서 가능하지 않다. 신경과, 신경외과, 영상의학과 전문의가 상주해야 하고, 응급치료 장비와 프로토콜 등 시스템이 마련되어 있어야 한다. 사실 특별시와 광역시 수준의 대도시에 있는 대학병원은 모두 이런 레벨이라고 보면 된다. 농어촌이나 도서 벽지가 문제인데, 이를 해결하기 위해 국가에서 만든 시스템이 '권역심뇌혈관질환센터'다.*

현재 우리나라의 광역자치단체에는 적어도 한 개 이상의 권역별 심뇌혈관센터를 두게 되어 있다. 이 시설에는 세계 최고 수준의 뇌졸중 응급진료가 가능하도록 인력, 자원, 장비 등이 체계적

* 권역심뇌혈관질환센터 전국 설치 현황

(출처: 권역심뇌혈관질환센터 운영협의체)

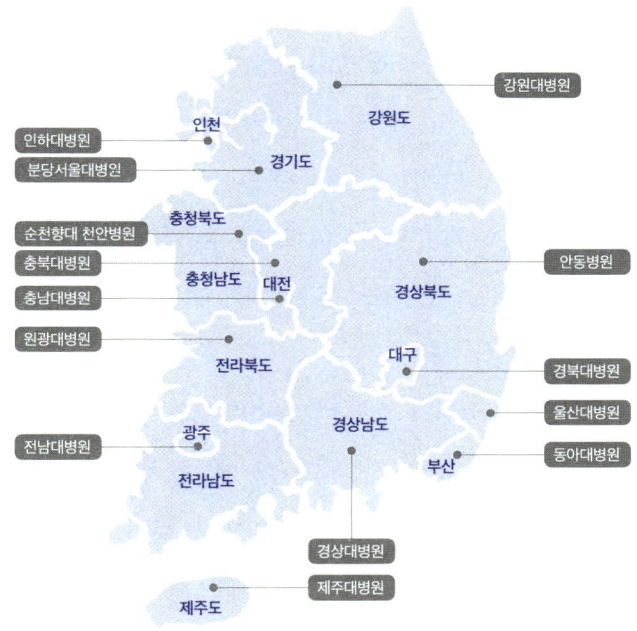

으로 준비되어 있다. 또한 119로 이송된 뇌졸중 의심 환자는 일차적으로 대학병원이나 권역별 심뇌혈관센터로 이동하는 걸 원칙으로 한다. 그러므로 뇌졸중 환자라면 평소 자기가 다니던 병원에 대한 미련을 접고, 119 응급구조사의 조언에 따라서 가장 가깝고 잘 치료하는 병원으로 가야 한다. 뇌졸중 발생 직후에는 아는 병원보다 골든아워가 더 중요하기 때문이다. 시간이 곧 뇌다.

골든타임? 골든아워?

골든타임이라는 드라마도 있고, 뉴스나 여러 매체에서 이 단어를 사용하다 보니 이제 이 단어를 모르는 사람은 없을 정도다. 그런데 우리는 이 말의 뜻을 잘 알고 있을까?

사실 골든타임은 일본식 영어다. 한번은 미국인 학자와 대화하다가 골든타임이라고 했더니 전혀 못 알아듣기에 나도 깜짝 놀랐다. 정확한 영어식 표현은 골든아워 golden hour 다. 일본에서 시작한 정체불명의 영어를 언론에서 무분별하게 받아들이다 보니 벌어지는 사건들이다.

그렇다면 골든아워의 뜻은 무엇일까? 모든 질환이 빨리 치료할수록 좋은 것이 사실인데, 뇌경색의 경우만 몇 시간이라는 골든아워가 존재한다는 게 이상할 수도 있다. 여기에서 골든아워의 정확한 의미는 '환자의 예후에 결정적인 영향을 주는 치료 방법을 적용하는 데 의미 있는 시간'이다. 어렵게 들릴 수도 있지만, 간단히 설명해보겠다.

뇌졸중에는 뇌경색, 뇌실질출혈, 지주막하출혈 이렇게 세 가지 타입이 있다. 이 중 뇌경색에만 골든아워가 존재하는데, 뇌경색에는 정맥 내 혈전용해술과 동맥 내 혈전제거술이라는 전 세계에서 인정한 응급치료가 있다. 혈전용해술은 뇌경색 발생 후 4시간 30분까지가 효과가 인정된 시간이고, 혈전제거술은 6시간까지가 인정된 시간이다. 사실 일부 환자는 24시간까지도 효과가 있으나 일반적인 수준에서 그렇다는 말이다. 따라서 뇌졸중 의심 환자들은 이런 치료가 가능한 병원으로 최대한 빨리 도착해야만 치료할 수 있는 기회라도 얻을 수 있다. 뇌졸중 환자들이 과거보다 빨리 병원에 도착하기는 하지만 지금도 응급치료가 가능하도록 도착하는 비율은 20%가 넘지 않는다. 혈전용해술은 치료 시작까지 약 20~60분 정도 걸리고, 혈전제거술은 아무리 빨라도 2시간 정도가 걸리니 실제로는 적어도 뇌졸중 발생 후 4시간이 넘지 않게 도착해야 한다. 하지만 절대 오해해서는 안 되는 것이, 언제든 시간 내에만 도착하면 동일한 예후를 보장받는 게 아니라는 점이다. 물론 같은 뇌경색이라도 빨리 치료할수록 예후가 더 좋다는 건 아주 잘 알려져 있다. 그러므로 뇌졸중이 의심되면 서둘러 119를 불러서 최대한 빨리 병원에 도착할 수 있도록 조치해야만 한다.

뇌실질출혈은 인정받은 응급치료가 아직 없다. 지주막하출혈은 앞서 언급한 미세클립 결찰술이나 코일 색전술이라는 응급수술 및 시술이 있으나 골든아워는 적용되지 않는다. 이 치료를 받는다고 완치가 되는 것도 아니고, 시술 및 수술 준비에 오랜 시간이 걸려서도 그렇다. 환자가 일찍 도착해도 병원에서 더 많이 지체할 수밖에 없는 상황이니 골든아워 캠페인이 무색할 지경이다.

그렇긴 하지만 이 질환에서도 최대한 빠른 치료가 환자 예후에 결정적인 것은 다르지 않다. 골든아워가 지정되지 않은 뇌졸중도 빠른 도착은 필수라는 점을 꼭 기억하자.

진단:
뇌 속 전쟁의 실체를 파악하다

뇌는 우리 몸에서 가장 중요한 일을 하지만, 스스로를 보호하는 힘은 가장 약하다. 신경세포는 산소와 포도당 공급이 1분만 멈춰도 바로 죽기 시작한다. 뇌졸중은 혈관이 막히거나 터지면서 뇌 신경세포에 필수적인 혈액 공급이 갑자기 중단되어 발생하는 질병이므로, 더 많은 세포들이 죽기 전에 혈액 공급을 정상화시키는 게 응급치료의 핵심 원리다. 혈관이 막힌 뇌경색은 일단 막힌 혈관을 뚫는 게 뇌경색의 파급을 막는 가장 쉬우면서도 논리적인 방법이다. 이런 관점에서 혈전을 제거하는 혈전용해술과 혈전제거술이라는 응급치료가 과거부터 시도되었고, 최근까지 성공적으로 정착되어 있다.

반면, 뇌실질출혈은 뇌 심부에 있는 소혈관이 터진 상태이므로 그 혈관을 묶어버리면 좋을 텐데, 기술적으로 그런 방법은 불가능하다. MRI로도 볼 수 없을 정도로 작은 혈관이기 때문에 혈관조영술을 한다고 해도 터진 혈관을 찾는 게 불가능하다. 아주 강한 혈전촉진제를 써서 빨리 지혈이 되게 하는 방법이 있으면 좋은데, 몇몇 방법이 시도되긴 했지만 여러 이유로 성공한 약물은 없다. 한편 지주막하출혈의 경우는 소혈관이 아닌 큰 혈관이 터진 상황이라, 혈관조영술을 통해 시술이나 수술을 해서 터진 혈관을 막는 치료가 타당하다. 하지만 앞서 언급한 것처럼, 응급치료임에도 필수 인력과 장비들이 필요하다 보니 빠른 치료가 불가능할 때가 많다.

한 가지 더 부언하면, 두 가지 타입의 출혈 모두 뇌 조직으로 퍼진 혈액을 수거할 방법이 없다는 게 큰 문제가 된다. 혈액은 혈관 안에서는 너무 중요한 물질이지만, 출혈로 인해 조직으로 들어가면 강력한 염증 유발 물질이 된다. 이 염증으로 뇌 조직에서 이차적으로 더 많은 손상이 유발된다. 아직 혈액에 의한 염증을 완화할 응급치료제가 개발되지 못하고 있는 게 현실인데, 이건 내가 회사를 세우고 염증에 의한 이차 손상을 막는 약물을 개발하는 이유이기도 하다. 근간에 우리를 포함한 여러 제약 회사에서 환자들의 생명을 구할 약물을 개발하리라 믿는다.

뇌경색의 응급치료

뇌혈관이 막혀서 혈류 공급이 중단되면, 손상 부위는 둘로 나눌 수 있다.

초기에 혈전을 빨리 열지 않으면 허혈성 반음영 부위도 결국 뇌경색 중심부로 바뀌게 되므로, 이렇게 되는 걸 막고 반음영 부위를 살리기 위한 치료가 뇌경색 응급치료다. 앞서 언급한 대로, 여기에 해당하는 응급치료는 정맥 내 혈전용해술과 동맥 내 혈전제거술이다. 두 종류의 치료 모두 뇌경색 발생 이후 빠른 시간 안에 시작할수록 더 많은 허혈성 반음영 부위를 살릴 수 있어서 영구적인 뇌 손상 및 후유장애를 최소화할 수 있다. 반대로 이미 시간이 많이 경과한 시점에 병원에 도착하면, 이미 반음영 부위가 뇌경색으로 변한 상황이어서 시술의 이득도 없고, 뇌출혈만 유발될 가능성이 높아 시술을 하지 않게 된다.

뇌경색의 손상 부위 분류	
허혈성 중심부	혈류 공급이 완전히 차단되어 비가역적으로 손상이 유발되어 회복 불가능해, 치료를 포기하는 부위
허혈성 반음영 부위	뇌경색 중심부 주변에 위치해 혈류 공급이 완전히 차단되지 않아 뇌세포가 죽지는 않았으나 기능은 할 수 없는 부위. 뇌혈류가 재개되면 기능 회복이 가능한 가역적 손상 부위. 응급치료의 주된 목표 지역

먼저 정맥 내 혈전용해술은 뇌졸중 증상으로부터 4시간 30분 이내에 투약이 시작될 수 있는 경우에만 시행한다. 즉, 이 시술의 골든아워는 4시간 30분이다. 응급실에 내원해 병력, 진찰 등 뇌졸중 평가를 받고 약을 준비하는 데까지 소요되는 시간은 아무리 빨라도 20~60분이 걸린다. 그러니 이 시술을 하려면 적어도 뇌졸중 발생 후 3시간 30분 이내에 병원에 도착해야 한다. 정맥 내 혈전용해술은 정맥을 통해 혈전용해제를 초기 부하용량(흡수나 대사 능력을 검사하기 위해 처음 약을 투여할 때의 양) 후 약 1시간에 걸쳐 유지용량(혈중 약물 농도를 일정 시간 유지하기 위해 투여하는 약물의 용량)을 서서히 투여한다. 국내에서는 혈전용해제로 주로 rt-PA(재조합 조직 플라스미노겐활성제)라는 약물을 사용한다. 체내에 존재하는 tPA라는 단백질을 유전자재조합으로 증폭해서 만든 생물학적제제다. 이 물질은 뇌혈관을 막고 있는 혈전을 녹일 수 있는 약으로, 빠른 시간 내에 사용할수록 예후가 개선될 가능성이 높아진다.

참고로, 많은 사람이 아스피린을 혈전용해제라고 오용하는 경우가 있는데, 아스피린 등은 혈전이 생기는 걸 예방하는 항혈소판제제이지 혈전용해제가 아니다. 혈전용해제는 효과가 강력하지만 출혈 위험성으로 응급 상황에서만 조심해서 사용하는 약물이다. 정맥 내로 사용하면 약물을 서둘러 주입할 수 있다는 장점이 있지만, 혈전이 생긴 부위에만 작용시키는 게 불가능해서, 전신에 영향을 끼친다. 이 말은, 해당 부위에는 약물이 적게 도달해 효과가 적을 수 있는데 약물이 필요 없는 부위에 약물이 도달해서 부작용을 일으킬 수 있다는 말이다. 만약 위장관에 궤양이 있던 환자라면, 이 치료로 인해 치명적인 위장관 출혈이 발생할 수도 있다. 따라서 환자의 과거력, 출혈경향성, 혈액소견에서의 응고장애 등 여러 요인으로 환자에게 약물을 투여하지 못하는 경우도 발생한다. 또 정맥 내 혈전용해술은 부작용 우려와 함께 낮은 치료율도 문제가 된다. 전체 환자 중 약 10~20%에게만 효과가 있다고 알려져 있어, 응급치료라고 하기엔 그 효과가 충분하지 않다.

반면, 동맥 내 혈전제거술은 엄청난 치료 성공률과 함께 뇌졸중의 예후를 비약적으로 향상시켰다. 이 시술은 대퇴동맥을 통해서 카테터를 삽입하고 혈관조영술을 시행하면서 막힌 혈관을 확인한 후에, 스텐트 모양으로 생긴 혈전제거기를 삽입해서 혈전을 직접 제거하는 시술이다.* 이 시술의 일반적인 골든아워는 발생 후 6시간 이내다. 하지만 반음영 부위에 대한 평가 후 치료 효과가 있을 것으로 예상되면 24시간까지도 시술을 한다. 물론 그렇다고 골든아워를 24시간으로 알면 곤란하다. 여러 번 언급했듯, 뇌졸중은 빨리 올수록 예후가 더 좋아지는 질환이기 때문이다. 또한, 시술의 대상이 되기 위해서는 충분히 심한 뇌경색에, 막

* 동맥 내 혈전제거술 스텐트 진입 과정

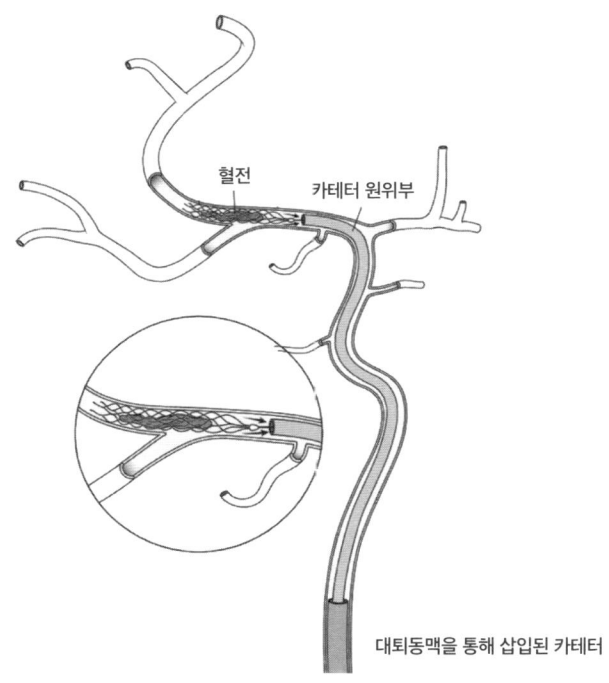

힌 혈관이 확인되어야 하고, 시술로 접근 가능한 위치여야 한다는 단서가 있고, 새로운 뇌경색, 혈관 박리, 뇌출혈, 천자 부위 감염, 조영제 부작용 등의 합병증이 발생할 수 있다는 단점도 있다. 하지만 이 시술이 가진 놀라운 성공률과 효과로 인해, 가능하다면 뇌졸중 환자가 반드시 받아야 하는 응급치료로 자리매김 중이다. 과거 절대 재개통이 불가능하다고 여겨지던 내경동맥 말단의 큰 혈전은, 이 시술이 보급된 후 재개통률이 80~90%에 달하고 있다. 오늘날 많은 뇌경색 환자들에게 새로운 삶을 선물로 준 결정적인 치료라고 할 수 있다.

뇌출혈의 응급치료(지주막하출혈에만 해당)

뇌출혈을 둘로 나누면 뇌실질출혈과 지주막하출혈이다. 앞서도 언급했지만, 뇌실질출혈은 소혈관의 출혈이다 보니, 출혈을 원천적으로 차단할 약물 성공 사례가 없어서 공인된 응급치료는 없는 상태다. 트라넥삼산 같은 지혈제를 사용하는 경우도 있으나 효과가 경미해서 적극적으로 사용하지는 않는다. 그 대신 초기에 뇌압을 모니터링하면서 혈압을 잘 조절하는 게 뇌출혈의 핵심적 내과 진료다.

지주막하출혈은 큰 혈관에 발생한 뇌동맥류의 파열인 경우가

지주막하출혈의 응급치료법	
수술적 클립 결찰술	환자를 수술장에서 전신마취하고 두피와 두개골을 절개해서 진입해 출혈된 뇌동맥류를 확인한 후 미세클립으로 출혈 부위를 막는 수술
코일 색전술	전신마취 후 혈관조영술을 하면서 파열된 뇌동맥류를 확인한 뒤, 동맥류 내강에 코일을 채워넣는 방법

대다수라서 출혈 부위를 기계적으로 막는 응급치료가 발달했다. 여기엔 두 가지 방법이 존재하는데, 바로 다음과 같다.

과거에는 수술적 클립 결찰술을 주로 했지만, 현재는 코일 색전술이 더 우수한 치료 방법으로 인정받고 있다. 동맥류 폐색 성공률은 비슷하지만, 코일 색전술이 더 빠르고 간편하게 수행할 수 있고, 수술에 따른 합병증이 없어서 환자 예후가 더 우수하기 때문이다.

뇌졸중의 영상학적 진단법

뇌졸중 초기 진료엔 영상기술을 이용한 진단 방법이 필수적이다. 아무리 명의라고 해도 환자 진찰만으로는 오진이 많으며, 심한 경우 뇌경색과 뇌출혈의 구별조차 잘못될 수도 있다. 그런데 1990년대 이후 엄청나게 발전한 영상기술은 뇌졸중의 종류, 이번에 발생한 병변, 과거 병변, 병변의 크기, 위치, 경과시간, 막히거나 파열된 혈관, 동반된 뇌 이상 등 뇌졸중의 거의 모든 병리적 소견을 정확히 알려준다. 1970년대 뇌 CT가 보급되면서 투박하게나마 뇌를 처음 보게 되었고, 1990년대 MRI가 보급되면서 뇌의 여러 조직과 상태를 높은 해상도로 볼 수 있게 되었으며, 1990년대 후반 확산강조영상(물 분자의 확산 정도를 표지로 사용하는 MRI 기법)이 새로운 MRI로 나오면서 급성 뇌경색을 구별해서 볼 수 있게 되었다. 지금도 기술은 계속 발전 중이지만, 여기서는 독자들도 알아두면 좋을 몇 가지 영상 진단 방법을 설명하겠다.

- **CT(CAT):** 여러 방향에서 엑스선을 투과시켜 인체의 단면 영상을 얻는 기법이다. 보급 초기엔 컴퓨터를 사용한다는 점이 혁신적이었기에 컴퓨터단층영상이라고 명명되었다. 하지만 지금은 컴퓨터를 활용하지 않는 경우가 없어서 조금은 민망한 상황이다. 정확하게는 사방에서 한 점을 향해 엑스레이로 밀집 투사한 기초데이터를, 컴퓨터로 이미지 처리해 얻는 단층영상이라고 표현해야 옳다. 조영제를 썼을 때, 조영제가 혈류로 빠져나가지 않고 조직 내에 오래 머무르는 부위를 이미지를 통해 확인할 수 있다. 이런 부위는 대개 염증이나 암 등 병리적으로 문제가 되는 부위라서 조직진단에 큰 도움이 된다.

  CT의 가장 큰 장점은 빠른 스캔 속도와 이미지 처리다. 불과 5~10분 정도면 뇌졸중 환자에게서 필요한 영상을 다 얻을 수 있기 때문에 뇌졸중과 같은 응급 상황에서는 항상 제일 먼저 시행하는 검사다. 조영제를 이용한 조영증강 CT로는 뇌혈관 영상을 얻어서 막힌 혈관의 위치와 정도를 알 수 있고, 뇌관류 CT로는 뇌 조직에 들어오는 혈류량과 속도 등을 통해 뇌에 실제로 얼마나 혈액이 부족한지, 그 부위는 어떻게 되는지 정확하게 파악할 수 있다. 추가로, 출혈에 매우 민감한 영상이라 뇌실질출혈과 지주막하출혈을 바로 확인할 수도 있다. 사실 뇌졸중 발생 당시에 필요한 정보를 모두 줄 수 있어서, 초기엔 굳이 MRI를 시행하지 않고 CT만으로 응급치료를 시작하는 경우가 대부분이다. 아주 작은 병변은 보이지 않을 수 있다는 점과 조영제로 인한 부작용 우려가 단점이지만, 응급 상황에서는 큰 문제가 되지 않는다.

- **MRI(자기공명영상):** 뇌졸중 병변을 가장 정밀하고 정확하게 볼 수 있는 뇌 영상 검사 기법이다. CT에서 놓칠 수도 있는 작은 급성 뇌경색 병변을 민감하게 확인할 수 있고, 뇌경색 또는 뇌출혈 병변의 경과시간도 유추할 수 있다. 이번 뇌졸중 병변 주위의 소혈관질환이나 이전에 지나간 뇌졸중 병변 등 기본적인 뇌 상태를 평가하는 것도 가능하다. MRI 검사로도 뇌혈관 영상을 얻어 협착이나 폐쇄를 확인하고(혈관 MRI 혹은 MRA), 뇌혈류 상태를 평가할 수 있는데(관류 MRI), CT와 달리 조영제를 사용하지 않고도 정보를 얻을 수 있다. 정확한 진단이 가능하다는 장점이 있어서 뇌졸중 분야에서 필수불가결한 검사 기법이지만, 응급 검사로 적절하지는 않다. 검사 시간이 30~40분 정도로 오래 걸리는 데다, 거동이 불가한 이유로 환자의 절대적 협조가 필요하기 때문이다. 게다가 MRI 장비가 워낙 큰 관계로 외부에서 환자가 보이지 않아, 환자의 의식이 좋지 않은 경우에는 상태가 급격하게 나빠져도 알 방법이 없다. 심박동기 등 체내 금속 물질이 이식된 경우엔 재질에 따라 MRI가 가능한지 여부를 확인하는 절차도 필요하다. 응급 상황보다는 환자가 안정

된 후 차분하게 시행하는 것이 가장 적절하다.

- **혈관조영술**: 조영제를 혈관 내에 주입한 후, 투시조영술이라는 실시간 엑스레이 기술을 활용해 혈관 구조와 혈류 상태를 확인하는 영상 검사다. 과거에는 널리 이용되었으나 CT 또는 MRI로 혈관 영상 획득이 가능해지면서 최근에는 제한적으로만 시행되고 있다. 대개 대퇴동맥을 천자한 뒤 카테터를 삽입해 뇌까지 진입하기 때문에, 드물긴 하지만 물리적인 혈관 손상으로 인한 뇌졸중 등 치명적인 합병증도 생길 수 있기 때문이다. 발생 가능성이 약 1% 이내라서 높다고 할 수는 없지만, 합병증이 치명적일 수도 있으니 혈관조영술이 꼭 필요한 경우로 제한한다.

다만 뇌혈관의 구조, 모양, 병변, 크기 등을 가장 정확하게 관찰할 수 있어서 뇌동맥류, 뇌혈관 협착 또는 폐색을 평가하고 치료 방침을 결정하는 데 결정적인 역할을 담당한다. 뇌동맥류 코일 색전술, 경동맥스텐트 삽입술, 급성 뇌경색 환자의 동맥 내 혈전제거술 등, 중요한 뇌혈관 시술이 혈관조영술을 통해 시행되는 대표적인 시술이다.

이처럼 세 종류의 뇌 영상 검사는 뇌졸중 진단과 평가에 필수불가결한 요소로 자리잡았다. 각 검사 방법마다 다른 특성과 장단점이 있기에 뇌졸중 진료 현장에서는 이들을 적절히 잘 활용해서 최적의 정보를 얻는다.

치료:
깨어났다고 끝난 게 아니다

뇌경색의 경우 응급치료가 성공적이면, 수 시간 내에 정상으로 돌아오는 경우도 적지 않다. 하지만 지주막하출혈의 경우엔 코일색전술로 성공적으로 뇌동맥류를 막아도 환자의 상태는 크게 달라지지 않는다. 터진 혈액에 의한 뇌압 상승과 염증이 심각해서다. 응급치료 여부와 무관하게 환자는 즉각적으로 중환자실 혹은 뇌졸중 집중치료실로 입원하게 된다.

뇌졸중 입원 치료의 목적은, 재발을 방지하고, 뇌졸중의 악화를 최소한으로 억제하며, 합병증을 예방하거나 치료하고, 향후 뇌졸중 재발 예방을 위한 최적의 내과적 치료 방침을 세우는 것과 함께, 증상 호전을 위한 재활치료를 시작하는 것이다.

응급치료만으로 뇌졸중 치료가 완성된 게 아니다. 응급치료만 성공적이고 입원 중 악화되는 경우가 허다하다. 다 된 밥에 코 빠트리지 않으려면 적극적이고 섬세한 입원 치료가 적용되어야만 한다.

뇌경색의 치료 원칙

뇌경색 초기 치료는 뇌졸중 진행을 막는 걸 최고의 목표로 한다. 독자들이 궁금해할 것 같아, 초기 치료의 원리를 간단히 설명해보겠다.

- 즉각적인 뇌졸중 집중치료실 입원이 원칙이다. 이곳에는 간호사, 의사가 상주하며 해당 환자의 혈압, 맥박, 심전도, 산소포화도 및 증상 변화를 상시 모니터링 한다. 인공호흡기와 격리 치료를 원칙으로 하는 중환자실과는 다른 개념의 공간으로 전담 인력이 환자를 수시로 확인하기 위해 만든 특별 입원실이라고 보면 된다.

- 낮은 혈압은 혈류량을 감소시켜 오히려 뇌경색을 진행시킬 가능성이 높으므로, 가급적 높은 혈압을 유지한다. 대개 뇌경색 초기엔 생리적 보상작용과 교감신경계 항진으로 혈압이 자연스럽게 올라가 있는데, 초기엔 이를 억제하지 않는 것이 매우 중요하다. 첫 72시간 동안 수축기

혈압 220/120mmHg까지는 그대로 관찰한다. 환자에 따라 저혈압이면서 뇌경색이 진행하는 경우 고혈압 유도 치료를 하기도 한다.

- 수분을 충분히 공급하면서 수분 및 전해질 균형을 맞춰야 한다. 환자의 회복을 위한 면역력과 대사 상태 회복을 위한 것이다.

- 처음엔 아스피린이나 클로피도그렐, 와파린, 직접항응고제 수준의 경구용 항혈전제만 사용하나, 뇌경색 악화가 생기거나 위험성이 높으면, 주사용 항응고제를 사용하기도 한다. 극단적인 경우엔 출혈 위험도가 높은 헤파린을 사용하는 경우도 있다.

- 초기부터 당뇨와 고지혈증 치료제는 적극적으로 투여한다. 72시간 경과 이후 환자가 악화되지 않으면 혈압도 정상 수준을 목표로 서서히 하강시킨다.

- 입원 초기엔 흡인성폐렴, 요로감염, 욕창, 패혈증 등 위생과 관련된 합병증이 흔하니, 예방을 철저히 하고, 발생한 경우에는 초기에 적절히 치료한다.

- 입원 기간 중 설사, 변비, 소화불량, 속쓰림 등의 위장관 증상이 흔하고

심한 경우 위장관 출혈도 생긴다. 적절히 예방하도록 한다.

- 뇌경색이 아주 큰 사이즈로 생기면 심한 염증으로 부종이 심해져서 뇌가 부풀어 오른다. 문제는 뇌가 두개골로 폐쇄적이고도 단단히 보호받는 장기라서 이런 부종이 생기면 뇌부종이 빠질 공간이 없다. 따라서 뇌압이 올라가다가 심한 경우 뇌탈출이 생기면서 숨골을 압박해 사망에 이를 수 있다. 이럴 땐 환자의 호전보다는 생명 유지 목적으로 두개골을 일부 제거해서 뇌가 부풀어 오를 수 있는 공간을 마련하는 수술을 하기도 한다(두개골절제술). 이런 수술을 받는 환자는 이미 심한 뇌경색으로 손상이 심한 환자라 생명을 보전한다고 해도 심한 장애를 후유증으로 앓게 된다.

- 5~7일 경과 후 환자가 완전히 안정된 상태에서는 장기적으로 뇌졸중 예방 전략을 수립하고, 약물 조절을 한 후 퇴원한다. 뇌혈관 동맥경화증이 심해서 내과적 약물 조절로 불가능한 경우 예방적 수술적 치료도 고려한다.

- 환자가 감당할 수 있는 경우, 초기 입원부터 가급적 빨리 재활치료를 시작한다. 1~2일 사이에 재활치료에 대한 평가가 되어야 하고, 2~5일 이내에 시작해야 한다.

초기에 혈압을 낮추지 않고 오히려 올릴 수도 있다는 내용이 놀랍지 않은가? 응급 상황에 혈압을 낮추지 않는 치료를 하는 질환은 뇌경색이 거의 유일하다. 심근경색, 대동맥박리 등 수많은 혈관 응급질환에서 혈압을 낮추는 것이 매우 중요한데, 뇌경색은 오히려 반대다. 과거엔 이런 내용이 숙지되지 않은 내과의사와 협진할 때, 혈압 조정에 관해 과 사이에 갈등이 생긴 경우도 많았다. 물론 지금은 응급의학과가 응급실 치료를 전담하면서 과거 같은 상황은 많이 줄어든 상태다.

안정기에 예방적 수술적 치료는 정말 심한 동맥경화증, 그중에서도 죽상경화증을 가진 환자에게만 적용한다. 경동맥에 대한 수술이나 시술이 대표적인데, 아주 특수한 경우엔 두개외-내 뇌혈관 우회로 수술을 하기도 한다.

심하게 좁아진 경동맥에서 혈관이 막히거나, 혈전을 뇌로 보내 뇌경색을 일으킨 경우에는 같은 위치에서 뇌경색이 다시 발생할 위험도가 상당히 높다. 이런 경우 뇌졸중 재발을 막기 위해 수술이나 시술을 하기도 한다. 수술로는 경동맥 내막절제술이 있는데, 이는 전신마취 후 경동맥을 직접 열어서 문제가 되는 동맥경화반을 제거하는 수술이다. 시술로는 경동맥스텐트 삽입술이 주로 실시되는데, 이는 국소마취만 시행 후 혈관조영술을 하면서 카테터를 통해 시술 기구를 넣어 경동맥을 넓히고, 스텐트를 삽입하는 시술이다.

두개외-내 뇌혈관 우회로 수술은 원래 희귀 유전질환인 모야모야병에서 주로 시행하는 수술 방법인데, 뇌혈관 죽상경화증이 너무 심해서 모야모야병처럼 악화되어, 재발 가능성이 극도로 높을 때 아주 일부에서 시행하기도 한다. 두개골 바깥쪽의 동맥을 뇌 안쪽으로 넣고 두개골 안쪽의 뇌혈관과 이어주는 미세수술로, 두개골 바깥의 혈액을 뇌로 강제로 주입해서 부족했던 뇌혈류를 보충하는 수술이다.

이 시술과 수술들은 정말 뇌졸중 예방을 위한 최후이자 종극의 방법이다. 이 책을 읽는 독자들은 절대 이런 수술을 하는 수준까지 몸을 방치해서는 안 된다. 운동, 식이요법, 건강생활과 함께 현대 의학이 자랑하는 예방 약물의 효과를 제대로 적용한다면 사실 이런 수준까지 올 일은 절대 없다. 사실 이런 결말을 알고도 제대로 안 하신 분들은 없을 거라 생각한다. 독자들은 앞서 나온 예방법을 참고해서 일생 동안 이런 시술과 수술을 경험하지 않기를 바란다.

뇌출혈의 치료 원칙

뇌출혈은 뇌실질출혈과 지주막하출혈로 나뉜다. 다만, 지주막하출혈이 뇌실질출혈보다 환자 상태가 훨씬 심각하기 때문에 중

뇌경색 초기 치료법	
입원	즉각적인 뇌졸중 집중치료실 입원
혈압	가급적 높은 혈압을 유지: 첫 72시간 동안 수축기 혈압 220/120mmHg까지는 그대로 관찰
수분, 전해질	수액을 이용한 균형
항혈전제	아스피린이나 클로피도그렐, 와파린, 직접항응고제 수준의 경구용 항혈전제, 악화되는 경우 주사용 항혈전제
당뇨, 고지혈증	적극적 조절
합병증 예방	흡인성폐렴, 요로감염, 욕창, 패혈증 등
부대 증상 치료	설사, 변비, 소화불량, 속쓰림 등 위장관 증상 및 위장관 출혈
응급수술	심각한 뇌경색에서 뇌탈출로 인한 사망 예방 목적
퇴원	5~7일 경과 후 환자가 완전히 안정된 상태에서 퇴원
재활	1~2일 평가 후 초기부터 적극적 적용

환자실 치료 위주로 진행된다. 뇌실질출혈도 심각한 경우 중환자실 치료를 하게 되나, 80~90%는 뇌졸중 집중치료실 치료로 충분하다.

- 뇌출혈 시 높은 혈압은 환자에게 치명적이다. 최대한 정상혈압을 유지해야 한다. 수축기 혈압이 110~140mmHg 수준으로 유지되도록 고혈압 약물을 사용한다. 정맥으로 주입하는 혈압하강제를 사용하는 경우가 흔하다.

- 수분을 억제하지는 않으나 과량이 들어가면 안 된다. 수분균형 유지가 목적이다.

- 와파린이나 직접항응고제로 유발된 뇌출혈은 비타민 K 주사와 신선냉동혈장 혹은 프로트롬빈 복합체 농축물(prothrombin complex concentrate, PCC) 등 응급치료제로 약물 효과를 해독한다.

- 초기부터 당뇨는 적극적으로 조절한다. 흡인성폐렴, 요로감염, 욕창, 패혈증 등 위생과 관련된 합병증을 초기에 적절히 예방 및 치료한다. 설사, 변비, 소화불량, 속쓰림 등의 위장관 증상도 흔하므로 적절히 예방하도록 한다.

- 뇌실질출혈이 너무 커서 생명에 지장을 줄 정도라고 판단하면 출혈을 흡인하는 수술을 하기도 한다. 처음부터 출혈 흡인 수술을 하는 건 큰 효과가 없어서 하지 않으나, 심각한 경우는 달리 선택이 없다. 대개 천공폐쇄배액술(두개골에 구멍을 뚫어 혈종을 빼낸 뒤 봉합하는 수술)을 시행한다.

- 환자가 감당할 수 있는 경우, 초기 입원부터 가급적 빨리 재활치료를 시작한다. 대개 뇌경색보다는 치료 시작이 지연되는 편이다. 환자가 완전히 안정된 상태에서는 장기적으로 뇌졸중 예방 전략을 수립하고, 약물 조절을 한 후 퇴원한다.

뇌실질출혈 초기 치료법	
입원	즉각적인 뇌졸중 집중치료실 입원
혈압	최대한 정상혈압을 유지. 수축기 혈압 110~140mmHg 수준
수분, 전해질	수액을 이용한 균형
항혈전제	비타민 K 주사와 신선냉동혈장 혹은 프로트롬빈 복합체 농축물 등 응급치료제
당뇨, 고지혈증	적극적 조절
합병증 예방	흡인성폐렴, 요로감염, 욕창, 패혈증 등
부대 증상 치료	설사, 변비, 소화불량, 속쓰림 등 위장관 증상 및 위장관 출혈
응급수술	심각한 뇌출혈에서 사망 예방 목적
퇴원	환자가 완전히 안정된 상태에서 퇴원
재활	1~2일 평가 후 초기부터 적극적 적용

재활:
뇌와 다시 연결되는 시간

재활치료는 유일한 회복 치료

우리 몸의 세포재생 능력은 아주 다양하다. 피부, 위장관, 간 세포처럼 재생이 활발한 세포들도 있지만, 연골, 눈의 수정체처럼 재생이 거의 안 되는 조직들도 있다. 뇌의 신경세포도 재생 능력은 거의 없는 수준이라, 뇌졸중으로 손상된 신경세포가 새로운 세포로 채워지는 경우는 거의 없다. 그렇다면 뇌졸중으로 생긴 환자의 장애는 좋아지지 않는다는 것일까? 전혀 그렇지 않다. 뇌졸중 환자의 손상 수준에 따라 다르긴 하지만, 놀랍게도 어느 정도 회복되는 게 일반적이다. 신경세포가 새 세포로 대치되지도 않는데 어떻게 이런 회복이 가능할까?

특정 기능을 담당하던 뇌 신경세포가 뇌졸중으로 손상을 입으면, 그 신경세포들이 책임지던 능력이 소실되어 국소적 신경학적 이상이 발생한다. 예를 들어, 오른쪽 팔다리 운동을 담당하는 왼쪽 전두엽 운동영역이 손상되면 그 부위에 마비와 근력저하가 발생하고, 전두엽의 언어영역이 손상되면 실어증이 발생한다. 죽은 신경세포는 재생되지 않지만, 그 신경세포 주변에 건강한 신경세포들이 존재한다면 그 세포들이 죽은 신경세포의 연결부위를 대신 연결하기 시작한다. 이런 연결을 시냅스라고 하고, 시냅스를 만드는 이런 현상을 시냅스 재생synaptogenesis이라고 한다. 끊어진 부위가 모두 연결되면 건강한 세포들은 죽은 신경세포의 역할을 대신해서 수행하는데, 이러한 현상 전체를 시냅스가소성synaptic plasticity이라고 하고, 가소성 능력, 즉 시냅스가 연결되는 빈도에 따라 손상된 능력의 회복 정도가 달라지게 된다. 물론 건강한 주변 신경세포의 존재 및 그 건강성 정도에 따라 가소성에 영향을 받는다.

비유를 하자면, 어떤 회사에서 한 팀이 한꺼번에 퇴사를 했다고 하자. 회사에서 예상을 못한 상황이라면 회사 업무에 미치는 영향이 더 클 수밖에 없다. 그런데 주변 팀들이 애사심이 강해서 사라진 팀의 업무를 열심히 대신 수행한다면, 상당 부분 업무 공백을 막을 수 있을 것이다. 주변 팀의 능력이 출중해서 2인분 업무도 능히 할 수 있다면, 업무가 이전처럼 잘 돌아가는 경우도 발생활 수 있다. 전화위복이다. 뇌졸중 후 뇌의 시냅스가소성도 이와 같은 원리로 벌어지는 현상이다. 그런데 회사가 대신 업무를 하는 팀원들에게 많은 칭찬과 인센티브를 주면서 업무를 독려한다면 어떻게 될까? 회복 속도와 일의 수준은 더 나아지지 않을까? 이런 역할을 하는 게 재활치료다. 즉, 재활치료는 뇌졸중 이후 뇌세포 체계의 재건 능력을 극대화하는 역할을 한다.

뇌졸중 재활치료는 소실된 신경 기능을 반복적으로 수행하게 하면서, 손상된 신경세포 주위로 시냅스가소성이 발휘되도록 유도하는 작업이다. 뇌졸중 응급치료는 초기에 환자의 증상을 획기적으로 돌려놓을 수 있는 유일한 치료법이지만, 재활치료는 급성기 이후 느리지만 지속적인 뇌졸중 회복을 돕는 유일한 치료법이다. 대다수 약물치료는 환자의 악화와 재발을 막는 것이지 회복을 촉진하는 게 아니다. 재활치료가 유일한 회복 치료다. 그러니 뇌졸중이 발생한 후 환자 상태가 불안정한 게 아니면 가급적 빨리 재활치료를 시작하는 것이 좋다. 시냅스가소성이 가장 활발한 시기는 뇌 손상 이후 3개월 이내로 이 시기에 가장 급격한 회복이 일어나고, 대부분의 회복은 6개월 이내에 마무리되기 때문이다.*

재활을 위한 물리치료는 일단 하지 기능 회복을 우선으로 한다. 일단 환자가 스스로 걷는 기능까지 회복되어야만 독립적인 일상생활 수행이 가능해지기 때문이다. 앉아서 균형을 잡는 훈련부

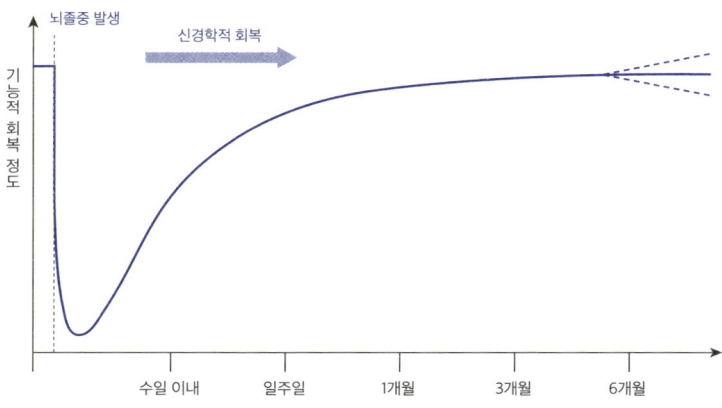

* 뇌졸중 발생 후 신경학적 회복

터 서 있는 훈련, 지팡이나 손잡이의 도움을 받아 걷는 훈련 등 증상의 경중에 따라 환자에게 가장 적절한 단계의 재활치료를 하게 되며, 전혀 거동을 할 수 없는 와상 상태의 환자에게도 수동 관절 운동 등을 통해 관절이 굳는 현상을 예방하기 위한 재활치료를 시행한다. 물리치료 이외에도 미세 동작을 향상시키는 작업치료, 삼킴장애가 있는 경우에 시행하는 연하 재활, 언어 재활 등 뇌졸중의 증상에 대응할 수 있는 다양한 종류의 재활치료가 운용되고 있다. 급성기 뇌졸중 치료가 종료되고, 예방 전략이 확립된 이후에는 약물치료를 병행하면서 약 3개월간 재활치료에 집중하는 게 좋다. 언급한 대로, 시냅스가소성이 가장 활발한 시기이기 때문이다.

재발 방지:
두 번째는 더 치명적이다

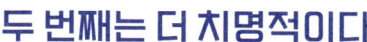

의지의 차이가 결과의 차이를 낳는다

자 이제 뇌졸중이 발생하면 어떤 일이 벌어지는지, 어떤 치료를 받게 되는지 자세히 알게 되었다. 뇌졸중 3단계는 뇌졸중의 마지막 단계다. 더 나빠질 것도 없는 최종 단계 같지만 이 안에서도 정도의 차이가 있다. 뇌졸중을 당한 이후 정신 차리고 모든 위험 요인을 철저히 조절하고 꾸준히 약물을 복용하는 환자와, 계속 흡연과 음주를 하면서 고혈압, 당뇨, 고지혈증 약물을 애매하게 먹는 환자를 비교했을 때 재발률의 차이는 어떻게 될까? 동맥경화증의 악화 정도는 어떻게 될까? 예상대로 어마어마한 차이가 난다. 한번 뇌졸중을 맞았어도 꾸준히 자기 관리를 하는 사람은 동맥경화도 악화되지 않거나 오히려 좋아지고, 인생에서 다시는 뇌졸중을 만나지 않는 경우가 대부분이다. 후자는 너덧 차례 재발도 허다하다. 그러니 마지막 단계인 3단계라고 해서 포기하지 말고, 이제라도 잘 따라와주길 바란다.

가끔 3단계에서 포기하신 분들이 외래에서 하는 말이 있다.

"그냥 이러다 빨리 죽을게요. 뭐 제대로 하지도 못하고 힘들게 사느니, 하고 싶은 거 하다가 갑자기 죽는 게 나아요."

그런데 안타깝게도, 뇌졸중은 그렇게 쉽게 죽어지지도 않는다. 사망률보다 무서운 게 장애율인데, 뇌졸중 환자의 50%는 장애를 가지고 살아가게 된다. 심지어 뇌졸중 사망률은 점차 감소하는 반면 장애 비율이 점점 늘고 있다. 치매를 무서워하는 이유가 가족에게 민폐 끼치면서, 똥오줌도 못 가리게 된다는 공포인데, 안타깝지만 뇌졸중의 운명도 동일하다. 죽음을 선택할 수 없는 사회라, 우리는 우리 몸과 남은 가족을 위해서 살아 있는 동안 최대한 건강해야 할 의무가 있다. 남은 인생 뭘 그리 재미있게 살고 싶은가? 기껏 해봤자 흡연, 음주가 전부 아닌가? 인생을 즐겁게 지낼 수 있는 다른 재미있는 취미가 많다. 재발을 막기 위해 최소한의 노력을 하고, 다른 재미를 발견해서 남은 인생을 잘 향유하는 게 답이다.

3단계 환자는 약물 위주로 대처한다

이제는 3단계로 진단된 사람이 앞으로 어떻게 대처해야 할지 알아보자.

- 뇌경색 환자는 항혈소판제제 혹은 항응고제를 반드시 복용해야 한다. 이 약물은 뇌경색 재발 예방에 필수적이다. 소혈관질환에 의한 뇌경색과 대혈관 죽상경화증에 의한 뇌경색은 항혈소판제제로 아세틸살리실산(아스피린) 100에서 300mg 정도를 매일 복용하거나, 클로피도그렐 75mg 혹은 실로스타졸을 매일 복용해야 한다. 심한 경우 일정 기간 동안 두 약제를 모두 복용하기도 한다. 강한 약물 효과가 필요하고 출혈 위험이 적은 경우엔 지속적으로 두 가지 약제를 같이 복용할 수도 있다.

- 심인성 뇌경색 환자에게는 와파린이나 직접항응고제 등 항응고제 처방이 필수적이다. 심방세동으로 인한 뇌경색은 가급적 직접항응고제를 복용한다. 뇌졸중 전엔 CHA_2DS_2-VASc 점수를 바탕으로 투약 여부를 결정하지만, 뇌졸중이 생기면 고민 없이 즉각적으로 투여해야만 한다. 심근경색 이력이 있거나 심부전 내지는 판막 질환으로 인한 심인성 뇌경색은 직접항응고제만으로는 부족하니 와파린을 사용한다. 와파린은 매우 조심해서 투약해야 한다. 간에서 대사되는 정도가 사람마다 다르고, 다른 약물과의 상호작용도 많아서 반드시 1~3개월마다 프로트롬빈

시간(혈액 검체 안에서 혈전이 생성되는 시간)을 INR 수치(프로트롬빈 시간을 국제적으로 표준화한 값)로 확인하는 게 좋다. INR 2.0~3.0 수준이 목표로 하는 치료 수치다.

- 경동맥 죽상경화증이 심한 경우, 재발을 막기 위해 앞서 언급한 경동맥 내막절제술이나 혈관스텐트 삽입술을 고려한다. 뇌혈관 죽상경화증이 심하면 두개외-내 뇌혈관 우회로 수술을 할 수도 있으나, 수술 위험도가 높아 신중하게 결정해야 한다.

- 과거에 고혈압이 있었든 이번에 처음 발견되었든, 뇌졸중 이후 고혈압은 반드시 약물로 치료한다. 3단계는 생활 습관 교정만으로 조절하는 단계가 아니다. 물론 생활 습관 교정도 병행해야 하나, 치료의 주인공은 약물이다. 고혈압 약물은 앞서 언급한 대로, A(안지오텐신 수용체 억제제), B(베타차단제), C(칼슘길항제), D(이뇨제)로 나눌 수 있다. 대개 A, C 단독 내지는 A+C, A+D, C+D, A+C+D의 병합요법이 선호된다. 심장 관련 증상이나 질환이 있는 경우는 베타차단제도 사용해야 한다. 혈압은 뇌졸중의 종류에 따라 목표 수치가 조금 다르지만, 집에서 재는 혈압 기준으로 130/80mmHg 이하로 조절되는 게 가장 좋다.

- 당뇨는 2단계와 거의 동일하다. 당화혈색소가 6.5~7.0%인 경우는 약

물 사용을 유보하고 식단 조절과 체중감량, 운동을 통해서 생활 습관 교정을 시작한다. 처음부터 7.0%로 측정된 당뇨는 바로 약물 투여를 시작한다. 3~6개월마다 당화혈색소를 측정하며 약 6.5% 수준으로 조정하는 것을 목표로 한다. 초기엔 경구혈당강하제를 사용하는 것이 원칙이나, 잘 조절되지 않는 경우는 인슐린 사용까지 고려한다. 입원 초기 고혈당은 임시로 인슐린 치료를 하기도 하지만, 가급적 경구혈당강하제로 조절하는 게 원칙이다.

- 고지혈증은 진단의 의미가 없어진다. 초기 LDL 콜레스테롤 수치와 무관하게 뇌경색 환자들은 처음부터 고용량 스타틴 치료를 받아야만 한다. 약 1개월 이후 LDL 콜레스테롤 수치를 확인하는데, 죽상경화증 등으로 인한 뇌경색은 70 혹은 55mg/dL 이하를 목표로 한다. 정상인들 평균이 100~130mg/dL 수준이므로, 사실 고지혈증 약물치료는 필수적이라고 할 수 있다. 뇌출혈 환자들에겐 LDL 콜레스테롤 목표 수치나 스타틴 사용에 대한 권고가 없어서 의사가 경험적으로 판단한다.

- 음주는 하지 않는 게 좋다. 흡연 역시 절대 중단하고, 간접흡연도 피하도록 한다.

- 비만은 고령의 경우 감량이 쉽지 않고, 무리하면 다이어트 과정에서 오

히려 뇌졸중이 재발할 우려가 있다. 따라서 체중이 더 늘지 않도록 관리하면서 기존 체중을 유지하거나 아주 조금씩 감량을 시도한다.

- 재활치료는 필수다. 적어도 1~3개월간 집중적으로 재활치료에 매진한다. 만약 증상이 가벼워서 재활치료가 필요 없는 경우라도 가벼운 유산소운동을 하면서 지내도록 한다.

이처럼 3단계의 뇌졸중 재발 방지 수칙은 2단계보다 오히려 간단해진다. 이미 뇌졸중이 발생한 단계이다 보니 대부분 약물에 의존할 수밖에 없고, 그것도 목표에 맞게 아주 강력히 조절해야만 한다. 흡연이나 음주에 대한 관용도 없다. 다만 대부분 고령에 죽상경화증이 심한 환자가 많다 보니 체중감량과 운동은 오히려 가볍게 하길 추천한다. 이 시기 환자들은 매우 취약해서 심한 재활운동만으로 뇌졸중이 재발하는 경우도 있다. 약물은 강하게 투여하되, 운동에 대해서는 조심스럽게 접근할 수밖에 없는 이유다.

―― 핵심 요약 & 실천 지침 ――

· 뇌졸중 재발 방지 수칙 ·

뇌경색 항혈전제	항혈소판제제 혹은 항응고제를 반드시 복용
뇌출혈	항혈소판제제, 항응고제는 필수 아님. 가진 위험 요인에 따라 판단
뇌경색 항혈소판제제	아세틸살리실산(아스피린), 클로피도그렐 75mg 혹은 실로스타졸
심인성 뇌경색	와파린이나 직접항응고제 등 항응고제 처방 필수
경동맥 죽상경화증	경동맥 내막절제술이나 혈관스텐트 삽입술 고려
고혈압	거의 대부분 약물치료
당뇨	거의 대부분 약물치료
고지혈증	반드시 약물치료(예외는 극히 드묾)
음주, 흡연	중단
비만	나이에 따라 적절한 관리. 노령의 경우 더 찌지 않도록만
재활	적어도 1~3개월간 집중적으로 재활치료에 매진

앞으로 당신 인생에 뇌졸중은 없다

지금까지 의학자로 평생을 살아왔다. 대개의 의학자들은 학술적 명망으로 높은 명예를 얻는 것을 인생의 목표로 삼곤 한다. 이를 위해 가장 좋은 방법은 수준 높은 국제 논문을 써서 유명해지는 것이다. 의대를 포함한 전국 대부분의 대학교수들은 이런 삶을 살기 위해 끊임없이 노력한다. 기발한 아이디어가 담긴 연구로 좋은 평가를 받고, 그 성과로 공공 연구비를 받아서 더 좋은 연구를 하는 식으로. '들어가며'에서도 언급했듯, 나 또한 이런 삶을 수십 년 동안 살아왔으니 일반인을 위한 질병 안내서에 큰 관심이 있을 리가 없었다. 하지만 한 방송 출연을 계기로 쓰게 된 『병을 무서워하지 않습니다』 이후, 내 삶에 작은 변화가 생기기 시작했다. 더 많은 방송과 유튜브 채널에서 나를 계속 찾았고, 재미로 잠깐씩 나가던 방송들은 의외로 많은 조회수를 기록하며 관심을 받기 시작했다. 나는 기본적으로 내향적이라서 내 의지와 다르게 주변에 휘둘리면 스트레스를 꽤 받는다. 하지만 요즘은 내 강의 클립을 보고 사람들이 보내주는 피드백에 새로운 활력을 얻고 있다. 외래 클리닉과 학술대회에 갇혀 뇌졸중 환자들이나 동료 의사들로 이루어진 좁은 사회에서만 살았는데, 이제야 비로소 진정한 호모 소시올로지쿠스(사회적 인간)가 된 것인가?

책에 대한 좋은 반응 덕분에 '언더스탠딩'을 비롯한 유튜브 출연이 잦아졌다. 거기에다 출판사의 집필 의뢰도 많아져서, 향후 일이 년간 집필 스케줄이 꽉 차 있다. 책에 관심이 많아지다 보니 틈틈이 메모해온 집필 주제도 한가득 쌓이고 있다. 연구와 논문에만 집중하며 건조한 삶을 살던 한 의대 교수가 갑자기 대중서 작가, 의학 커뮤니케이터 영역을 조금 경험하는 중이다. 나이 오십이 넘어서 생긴 이런 변화가 그렇게 힘들지는 않다. 오히려 내 안에 내재되어 있던, 나도 몰랐던 능력에 신기하고 즐거운 면도 있다. 시간을 낼 수 있는 범위 내에서 즐겁게 진행한다면, 이런 활동은 다람쥐 쳇바퀴 같은 삶에 청량한 사이다 같은 느낌이다. 앞으로도 대중 교양서를 1년에 한 권 정도 꾸준히 집필할 생각이고, 의학 소설이나 우주론 같은 물리학 책도 구상하고 있다.

지금은 의사의 존재 의미를 생각할 때

2025년 현재, 지난 1년 넘게 계속된 의대 증원 사태로 인한 전공의 사직으로 병원이 엉망이다. 가르치던 전공의와 학생 들이 한 명도 없고, 모든 당직 등 필수 업무는 교수들과 간호사들 차지다. 도대체 언제 이 사태가 끝날지 고단한 삶의 연속이다. 의사 증원이 필요하다는 국민적 공감대가 있는 유리한 상황을 기반으로, 정부가 미숙하고 폭력적으로 정책을 시행하면 국민의 삶을 얼마나 그르치는지 뼈저리게 깨닫는 중이다. 큰 정치적 견해 없이 휘둘린 후배 전공의들과 학생들은 미래에 극도로 불안해하며 제대로 된 일도, 휴식도 없이 시간을 보내고 있다. 국민과 정부 그리고 의사들조차 이 사태가 이렇게 오래 지속될지 아무도 예상하지 못했다. 계엄에서 대통령 탄핵이라는 근현대사의 초대형 사건 와중에 의료 사태는 언론의 관심에서도 조금은 멀어진 상태다. 그만큼 해결의 실마리는 더더욱 보이지 않고 있어 갑갑하기만 하다.

물론 이런 사태에 대해 국민의 한 사람으로서 의견은 가지고 있다. 비판 의식과 해결 방안을 생각하지 않은 것은 아니지만, 정치활동을 하지 않는 상황에서 이를 자세히 피력할 생각은 없다. 의사로서 최소한의 언급만 하자면, 의사라는 직업군은 심지어 전쟁 중에도 진료에 집중해야 하는 만큼, 어떤 경우든 단체행동을 해서는 안 된다고 생각한다. 의사라는 직업은 본인이 아닌 사회와 환자를 위해 존재하기 때문이다. 설사 대한민국에서 의사라는 직업이 망하게 된다고 해도 말이다. 의사란 묵묵히 개별 환자를 보라고 만든 숭고한 전문 직업이지, 미래의 목적(그게 의사를 위한 것이든 사회를 위한 것이든)을 위해서 함께 모여 단체활동을 하는 직업은 아니라고 본다. 2000년 의약분업 사태와 2024~2025년 의대 증원 사태를 겪은 나는 정말 의사들의 단체행동이 지긋지긋하다. 물론 사명감을 가지고 단체행동에 뛰어든 동료, 선후배 의사들을 비난할 생각은 없다. 각자 의사의 삶과 그에 대한 가치관이 다를 테니 말이다. 하지만 작금의 상황은 환자만 바라보는 의사라는 직업의 고결한 가치를 격하시켰고, 이는 결과적으로 우리 의사들이 이 땅에서 두고두고 책임져야 하는 업보가 되리라 생각한다.

뇌졸중 환자가 없어지는 그날을 바라며

책을 정리하다 보니 책 내용과 무관한 사건이 튀어나왔다. 워낙 어지러운 시기에 집필을 하다 보니 온전히 이 주제에 집중하기 힘들었나 보다. 그래서인지 뇌졸중은 나의 전공임에도 예상보다 퇴고에 시간이 더 걸렸다. 그래도 이번 책은 학술적 지식을 최대한 걷어내고, 뇌졸중 예방을 위한 최소한의 방책을 쉽게 알려주고자 노력했다. 물론 중간에 작용기전이나 단백질 등 일반인들이 이해하기 어려운 내용이 일부 들어갔지만 어떤 지식을 근거

없이 언급하는 걸 워낙 싫어하는 성격인 데다, 여타 건강 서적과의 차별을 두기 위한 것임을 이해해주길 바란다.

  이 책에서는 우리 한 사람 한 사람의 건강 행복, 그중에서도 뇌졸중 예방과 치료에 관한 나의 지식과 견해를 소개했다. 뇌졸중은 대부분 예방할 수 있고, 발생했다고 해도 상당 부분 치료 가능한 질병이다. 부디 여러분이 어렵지 않은 이 책의 지침을 충실히 따른 결과, 내가 보게 될 뇌졸중 환자의 씨가 마를 정도가 되면, 이 책을 쓴 보람을 비로소 느끼게 되지 않을까 한다.

KI신서 13659
뇌가 멈추기 전에

1판 1쇄 발행 2025년 7월 2일
1판 10쇄 발행 2025년 12월 10일

지은이 이승훈
펴낸이 김영곤
펴낸곳 21세기북스

서가명강팀장 김민혜 서가명강팀 강효원 이정미 최현지
영업팀 정지은 한충희 남정한 장철용 강경남 황성진 김도연 이민재
디자인 어나더페이퍼
제작팀 이영민 권경민

출판등록 2000년 5월 6일 제406-2003-061호
주소 (10881) 경기도 파주시 회동길 201(문발동)
대표전화 031-955-2100 팩스 031-955-2151 이메일 book21@book21.co.kr

(주)북이십일 경계를 허무는 콘텐츠 리더

21세기북스 채널에서 도서 정보와 다양한 영상자료, 이벤트를 만나세요!

페이스북 facebook.com/21cbooks **유튜브** youtube.com/book21pub
인스타그램 instagram.com/jiinpill21 **홈페이지** www.book21.com

서울대 가지 않아도 들을 수 있는 **명강**의! 〈서가명강〉
유튜브, 네이버, 팟캐스트에서 '**서가명강**'을 검색해보세요!

ⓒ이승훈, 2025

ISBN 979-11-7357-369-9 03510

책값은 뒤표지에 있습니다.
이 책 내용의 일부 또는 전부를 재사용하려면 반드시 (주)북이십일의 동의를 얻어야 합니다.
잘못 만들어진 책은 구입하신 서점에서 교환해드립니다.

'서가명강' 시리즈가 궁금하다면 큐알(QR) 코드를 스캔하세요.

서가명강 서울대 가지 않아도 들을 수 있는 명강의

'서가명강'은 대한민국 최고 명문 대학인 서울대학교 교수님들의 강의를 엮은 도서 브랜드로,
다양한 분야의 기초 학문과 젊고 혁신적인 주제의 인문학 콘텐츠를 담아 시리즈로 발간하고 있습니다.

01 나는 매주 시체를 보러 간다 유성호 | 의과대학 법의학교실 교수
02 크로스 사이언스 홍성욱 | 생명과학부 교수
03 이토록 아름다운 수학이라면 최영기 | 수학교육과 교수
04 다시 태어난다면, 한국에서 살겠습니까 이재열 | 사회학과 교수
05 왜 칸트인가 김상환 | 철학과 교수
06 세상을 읽는 새로운 언어, 빅데이터 조성준 | 산업공학과 교수
07 어둠을 뚫고 시가 내게로 왔다 김현균 | 서어서문학과 교수
08 한국 정치의 결정적 순간들 강원택 | 정치외교학부 교수
09 우리는 모두 별에서 왔다 윤성철 | 물리천문학부 교수
10 우리에게는 헌법이 있다 이효원 | 법학전문대학원 교수
11 위기의 지구, 물러설 곳 없는 인간 남성현 | 지구환경과학부 교수
12 삼국시대, 진실과 반전의 역사 권오영 | 국사학과 교수
13 붉은 것들의 미학 이해원 | 미학과 교수
14 메이지유신을 설계한 최후의 사무라이들 박훈 | 동양사학과 교수
15 이토록 매혹적인 고전이라면 홍진호 | 독어독문학과 교수
16 1780년, 열하로 간 정조의 사신들 구범진 | 동양사학과 교수
17 건축, 모두의 미래를 짓다 김광현 | 건축학과 명예교수
18 사는 게 고통일 때, 쇼펜하우어 박찬국 | 철학과 교수
19 음악이 멈춘 순간 진짜 음악이 시작된다 오희숙 | 작곡과(이론전공) 교수
20 그들은 로마를 만들었고, 로마는 역사가 되었다 김덕수 | 역사교육과 교수
21 뇌를 읽다, 마음을 읽다 권준수 | 정신건강의학과 교수
22 AI는 차별을 인간에게서 배운다 고학수 | 법학전문대학원 교수
23 기업은 누구의 것인가 이관휘 | 경영대학 교수
24 참을 수 없이 불안할 때, 에리히 프롬 박찬국 | 철학과 교수
25 기억하는 뇌, 망각하는 뇌 이인아 | 뇌인지과학과 교수
26 지속 불가능 대한민국 박상인 | 행정대학원 교수
27 SF, 시대정신이 되다 이동신 | 영어영문학과 교수
28 우리는 왜 타인의 욕망을 욕망하는가 이현정 | 인류학과 교수
29 마지막 생존 코드, 디지털 트랜스포메이션 유병준 | 경영대학 교수
30 저, 감정적인 사람입니다 신종호 | 교육학과 교수
31 우리는 여전히 공룡시대에 산다 이융남 | 지구환경과학부 교수
32 내 삶에 예술을 들일 때, 니체 박찬국 | 철학과 교수
33 동물이 만드는 지구 절반의 세계 장구 | 수의학과 교수
34 6번째 대멸종 시그널, 식량 전쟁 남재철 | 농업생명과학대학 특임교수
35 매우 작은 세계에서 발견한 뜻밖의 생물학 이준호 | 생명과학부 교수
36 지배의 법칙 이재민 | 법학전문대학원 교수
37 우리는 지구에 홀로 존재하지 않는다 천명선 | 수의학과 교수
38 왜 늙을까, 왜 병들까, 왜 죽을까 이현숙 | 생명과학부 교수
39 인간의 시대에 오신 것을 애도합니다 박정재 | 지리학과 교수

*서가명강 시리즈는 계속 출간됩니다.